儿童口腔科
诊疗指南与护理常规

主　　编　**秦　满**

副 主 编　**夏　斌**

名誉主编　（顾问）　**葛立宏**

编　　者　（以姓氏笔画为序）

马文利　王　郁　王建红

王春丽　朱俊霞　刘　鹤

孙利军　李　静　杨　杰

杨　媛　吴　南　张　笋

陈　郁　陈　洁　周　琼

赵双云　赵玉鸣　秦　满

夏　斌　彭楚芳　韩　烨

人民卫生出版社

图书在版编目（CIP）数据

儿童口腔科诊疗指南与护理常规 / 秦满主编 . —北京：人民卫生出版社，2015

ISBN 978-7-117-21224-3

Ⅰ. ①儿⋯　Ⅱ. ①秦⋯　Ⅲ. ①小儿疾病－口腔疾病－诊疗②小儿疾病－口腔疾病－护理　Ⅳ. ①R788 ②R473.78

中国版本图书馆 CIP 数据核字（2015）第 193685 号

人卫社官网　www.pmph.com	**出版物查询，在线购书**	
人卫医学网　www.ipmph.com	医学考试辅导，医学数据库服务，医学教育资源，大众健康资讯	

儿童口腔科诊疗指南与护理常规

主　　编：秦　满
出版发行：人民卫生出版社（中继线 010-59780011）
地　　址：北京市朝阳区潘家园南里 19 号
邮　　编：100021
E - mail：pmph @ pmph.com
购书热线：010-59787592　010-59787584　010-65264830
印　　刷：北京铭成印刷有限公司
经　　销：新华书店
开　　本：889×1194　1/32　印张：5
字　　数：117 千字
版　　次：2015 年 9 月第 1 版　2020 年 7 月第 1 版第 4 次印刷
标准书号：ISBN 978-7-117-21224-3/R · 21225
定　　价：49.00 元

打击盗版举报电话：010-59787491　E-mail：WQ @ pmph.com
（凡属印装质量问题请与本社市场营销中心联系退换）

1950 年我国儿童口腔医学的创始人之一、著名口腔医学专家李宏毅教授在北京大学牙医学系建立了公共卫生牙科,1951年更名为儿童牙科,从成立至今已走过了 65 个年头。北京大学口腔医学院儿童口腔人以严谨求实著称,在李宏毅、李珠瑜、张雪珍、石广香、邓辉、俞兆珠等老一辈专家长期耕耘下,培育了影响国内外的专家学者,如王存玉院士、施松涛教授、高学军教授等。

经过几代人的努力,北京大学口腔医院儿童口腔科取得了长足的发展。2006 年被教育部评为独立博士点,2010 年被评为国家级精品课程,2010 年被评为国家级精品示范课程,2014 年被评为儿童口腔医学专业国家级临床重点专科建设项目。

北京大学儿童口腔科人时刻瞄准国际最新技术前沿,注重通过技术创新提高医疗质量,同时,严守临床操作规范,有着严格的科室内部诊疗规范和质量评估体系。本临床操作指南和护理规范的前身是科室内部资料,供临床医师规范操作和临床教学使用。一些国内同行见到该资料后,纷纷表示非常实用,建议公开出版供全国同行参考。因此我们产生了将指南出版成书的想法,得到了人民卫生出版社的大力支持,也得到了一些国内外同行的帮助。这本书是北大口腔医院儿童口腔科几代人智慧的结晶,也是全科人共同努力的结果。

本书的编写以实用为主,力争做到每个临床操作步骤清晰,层次清楚,汇入 100 余幅插图,大大增加了可读性和实用性。虽经反复修改,书中难免有不完善之处和差错,诚恳地希望各位读者,提出批评和改进意见。任何技术都不会停滞不前,随着儿童口腔医学临床技术的进步,此书也会不断修正、更新和再版。

感谢为本书出版付出辛勤劳动的专家和同仁,希望本书能为儿童口腔科医护人员和口腔界同行的临床工作提供有意义的帮助。

北京大学口腔医学院儿童口腔科

葛立宏

2015 年 7 月于北京

目 录

第一篇 儿童口腔科诊疗操作指南

第一篇

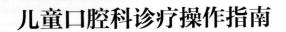

儿童口腔科诊疗操作指南

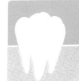

第一章
儿童口腔科诊疗常规

一、龋齿（dental caries）

1. **病史采集**　浅、中龋时患者多没有不适感觉，深龋时可能出现一过性酸甜食物刺激痛、冷刺激痛、食物嵌塞痛等表现，此时要与牙髓炎和牙间龈乳头炎相鉴别。单纯龋齿应没有自发性疼痛或夜间痛等症状。

> 儿童病史采集的共性特点：对儿童和青少年应结合患者具体年龄采集病史，包括：喂养史、间食摄取、口腔护理和口腔卫生情况等，此外，还应采集母亲妊娠情况、婴幼儿全身病史和家族成员（特别是父母）口腔疾病患病情况等相关信息。对儿童患者询问病史时需采用与该儿童年龄相应的语言和方式，避免提示性提问，以免孩子在不完全理解问题内容的情况下做出回答。患儿家长多可以为我们提供信息，因是间接信息，需甄别分析。

2. **临床检查**

（1）一般临床检查：

① 视诊：牙面出现颜色改变，着色或实质性缺损。牙龈无充血肿胀、无瘘管。

Ekstrand et al.(1998)龋坏分级：

0：干燥空气吹干牙面 5 秒后釉质透明度没有或稍有改变；

1：牙体硬组织湿润时难以发现着色或透明度的改变，这种改变在用空气吹干牙面后能观察到；

2：在没有吹干的情况下也能观察到牙体硬组织明显的透明度和颜色的改变；

3：局部釉质颜色改变并有缺损和(或)其下方牙本质颜色改变；

4：釉质缺损成洞并伴有牙本质的暴露。

②探诊：在龋坏的部位探诊能感觉到其硬度不同于正常牙体组织，牙面粗糙感，或有牙体组织缺损。

> 提示：为避免造成患儿不必要的痛苦，在视诊可明确判断为深龋时，没有必要用探诊检查龋坏部位深度。

③叩诊：一般而言没有叩诊不适，但有明显食物嵌塞所导致的牙间龈乳头炎时可能会出现邻近两牙的叩诊不适。

> 提示：由于儿童在就诊时常处于紧张状态，且感知和语言表达能力有限，有时不能提供可靠的表述，检查者需细心观察儿童的行为和表情，对儿童的反馈进行甄别判断。对低龄儿童、非合作儿童可省去此步检查。

④松动度：无明显松动。

> 提示：应排除生理性根吸收导致的牙齿松动。

(2) 辅助检查：

①温度测验：深龋需与牙髓炎相鉴别时，应做此检查。深龋可能出现冷热刺激痛，但刺激去除后疼痛能马上消失。

> 提示：此方法不适合低龄儿童和非合作儿童。对处于紧张状态的儿童，应注意安全，特别避免烫伤，学龄前儿童不应使用热诊法。儿童感知和语言表达能力有限，对儿童的反馈要进行甄别判断。在乳牙龋齿检查中，此项为非必须检查。

②X线片检查：X线片检查可以帮助判断龋坏深度，咬合翼片是检查有无邻面龋并判断龋齿深度的首选片。

3. **龋齿的诊断和鉴别诊断**

(1) 龋齿诊断:浅龋、中龋、深龋、静止龋(详见相关教科书定义)。

(2) 鉴别诊断:

① 深龋应与慢性牙髓炎鉴别(详见教科书):避免临床检查中探诊深龋引起患儿疼痛,引发后续治疗不合作,可采用局部麻醉后去腐中进一步判断龋损与牙髓间的关系,来明确诊断,但术前应充分做好知情同意。

> ▷提示:因乳牙的生理特点,乳牙深龋和乳牙慢性牙髓炎鉴别时存在许多不确定性,可能造成判断错误,故对近髓的深龋,治疗后要严密观察,并明确告知患儿及其家长相关注意事项。

② 龋齿造成的白垩色改变应与釉质发育不全、氟斑牙等鉴别。

4. **龋齿的治疗**

(1) 治疗原则:终止龋坏进展,保护牙髓,恢复牙体组织形态及功能。

(2) 治疗方法:

① 充填治疗:根据龋坏的牙位、部位和范围选择相应的充填材料,如:光固化复合树脂、玻璃离子水门汀等。

> ▷提示:虽然目前大量使用的树脂类充填材料对洞形没有严格的要求,但在临床实践中还是需要认真考虑洞形和充填体的抗力形和固位形,以延长充填体和牙齿的使用寿命。此外儿童龋坏高发,在避免漏诊的同时还要注意在进行牙体预备时如何预防继发龋和再发龋,并相应的做必要的预防性扩展。另外无论选用何种充填材料,在整个充填过程中都需要做到良好的隔湿,避免唾液或血液与充填牙面接触。

② 预防性树脂充填。

③ 预成冠修复。

④ 涂布氟化物:对于龋蚀局限在釉质且容易清洁者可以考虑局部涂布氟化物;另外,氟化物可有助于降低患儿患龋齿的风险,预防新发龋。

⑤ 间接牙髓治疗:深龋如去尽腐质可能会露髓时可以采用该方法(详见教科书)。

⑥ 观察:对于已静止的龋坏或接近替换期而没有症状且不直接危害邻牙的龋坏乳牙可以观察。

(3) 治愈标准或疗效好转标准:

① 治愈:无自觉症状,恢复功能和牙体形态。

② 好转:无自觉症状,功能基本恢复,部分恢复牙体形态。

③ 未愈:临床体征未消失或加重,充填失败。

(夏斌)

二、牙髓炎(pulpitis)

(一)乳牙牙髓炎

1. **病史采集** 当出现牙髓炎症时患儿可能会有自觉症状或曾经有过自觉症状,对患儿和家长需仔细追问病史。同时应注意,相当部分的慢性牙髓炎患儿可能没有自觉症状。当没有明显龋坏时,应注意询问外伤史。儿童共性病史采集(见龋齿)。

2. **临床检查**

(1) 一般检查:

① 视诊:因龋所致牙髓炎可见深大龋洞,甚至有牙髓暴露或增生。对因咬合创伤或外伤所致牙髓炎的病例,牙体组织可无缺损,可能会有牙冠颜色改变(图 1-1-1,图 1-1-2)。无牙龈充血肿胀和瘘管。

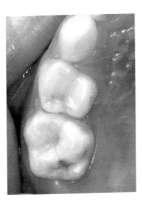
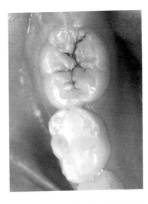

图 1-1-1 上颌第一、第二乳磨牙边缘嵴墨浸状改变,为邻面龋;第二乳磨牙远中窝亦为墨浸状改变

图 1-1-2 下颌第一恒磨牙殆面窝沟颜色改变,窝沟龋

② 探诊:洞深,腐质多,且多湿软。但不要探查露髓点。

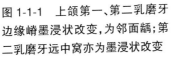

➤ 提示:在不能确定牙髓是否已经坏死时,不要探查露髓孔或可疑露髓位置,以免因此产生疼痛而使孩子不能配合后续的诊疗(图 1-1-3)。

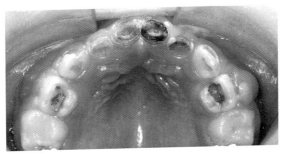

图 1-1-3 上颌乳中切牙大面积龋坏,髓腔暴露,可见牙髓息肉,非局麻状态下不要探诊龋洞。左上第一乳磨牙深大龋洞,颊侧牙槽脓肿,可见溢脓。由于乳牙牙槽脓肿时可能为活髓牙,为避免疼痛,该牙也不宜龋洞探诊

7

③ 叩诊:牙髓炎症时患牙可有叩诊不适。

> ➤ 提示:在进行叩诊检查时应该先对健康牙进行叩诊,并告知患儿这种感觉是正常的,以此为基础再对患牙进行叩诊,叩诊时在语言询问主观感受的同时需仔细观察患儿表情的变化。叩诊力度不可过大,以免强烈叩痛导致患儿对后续诊疗的不配合。

④ 松动度:无明显松动。

(2) 辅助检查:

① 咬合检查:检查患牙与对颌牙的咬合情况,是否存在咬合不平衡或早接触的情况。

② 温度测验:可引发冷和(或)热刺激性疼痛,刺激去除后疼痛不能很快消失。在乳牙牙髓炎检查中,此项为非必须检查。

> ➤ 提示:此方法不适合低龄儿童和非合作儿童,对处于紧张状态和开口度欠佳的儿童,应注意安全,特别避免烫伤,学龄前儿童不应使用热诊法。儿童感知和语言表达能力有限,对儿童的反馈要进行甄别判断。

③ X线检查:多可以看到深大龋洞与髓腔相通或接近髓腔,患牙牙周膜连续清晰,周围骨质没有破坏。

> ➤ 提示:由于乳牙的生理解剖特点,牙髓炎症能在很短时间内波及根尖周组织,甚至引起牙根吸收,因此对怀疑有牙髓感染的患牙应常规在治疗前拍X线片。为评估疗效进行前后对比,建议拍摄平行投照X线片。

3. 乳牙牙髓炎的诊断和鉴别诊断

(1) 诊断:乳牙慢性牙髓炎、乳牙慢性牙髓炎急性发作。

(2) 鉴别诊断:

① 乳牙深龋与慢性牙髓炎鉴别诊断,见表1-1-1。

表 1-1-1 乳牙深龋与慢性牙髓炎鉴别诊断

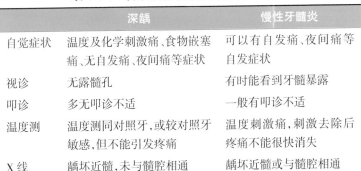

	深龋	慢性牙髓炎
自觉症状	温度及化学刺激痛、食物嵌塞痛、无自发痛、夜间痛等症状	可以有自发痛、夜间痛等自发症状
视诊	无露髓孔	有时能看到牙髓暴露
叩诊	多无叩诊不适	一般有叩诊不适
温度测	温度测同对照牙，或较对照牙敏感，但不能引发疼痛	温度刺激痛，刺激去除后疼痛不能很快消失
X 线	龋坏近髓，未与髓腔相通	龋坏近髓或与髓腔相通

② 乳牙慢性牙髓炎与乳牙慢性根尖周炎：详见教科书。

4. 乳牙牙髓炎的治疗

（1）治疗原则：缓解症状，去除感染牙髓组织，恢复患牙形态及功能。

（2）治疗方法：①牙髓切断术；②牙髓摘除术。

> ➢ 提示：牙髓摘除术是保留乳牙的最终手段，但其成功率不能达到 100%，就此需向患者及其家长进行说明，因此定期复查很重要，以便医师根据病情的变化做出相应的处理。

（3）治愈和好转标准：

① 治愈：患牙无自觉症状，功能良好，临床体征消失，充填体完好，X 线片示根尖周组织正常。

② 好转：无自觉症状，功能基本恢复，充填体合格，无临床体征，X 线片示根尖周组织正常。

③ 未愈：体征未消失，或加重，充填失败，X 线片示根尖周组织出现病变，或严重牙根吸收。

（二）年轻恒牙牙髓炎

1. 病史采集 年轻恒牙牙髓炎症时患儿一般都有明显的

自觉症状或曾经有过自觉症状,包括:明确的自发痛史,或冷热刺激痛且刺激去除后疼痛不能很快缓解。对没有明显龋坏的儿童,应注意询问外伤史。儿童共性病史采集(见龋齿)。

2. **临床检查**

(1) 一般检查:

① 视诊:

A. 因龋所致牙髓炎时可见深大龋洞,甚至有牙髓暴露、牙髓增生(此时需与牙龈增生进入龋洞鉴别)。

B. 前磨牙区无龋但有牙髓炎症状时,应首先考虑畸形中央尖折断:验面釉质表面有靶形的牙本质暴露,有时其中可见髓角穿入。

C. 前牙区还应检查有无釉质内陷、牙冠颜色改变和咬合创伤等。

D. 无牙龈充血肿胀和瘘管。

② 探诊:洞深腐质多,且多湿软。但不要探查露髓点。

> ➢ 提示:在不能确定牙髓是否已经坏死时不要轻易对露髓孔或怀疑是露髓孔的位置进行探诊,以免因此产生疼痛而使孩子不能配合后续的诊疗。

③ 叩诊:牙髓炎症时患牙可有叩诊不适。

> ➢ 提示:在进行叩诊检查时应该先对健康牙进行叩诊,并告知患儿这种感觉是正常的,以此为基础再对患牙进行叩诊,叩诊时在语言询问主观感受的同时需仔细观察患儿表情的变化。叩诊力度不可过大,以免强烈叩痛导致患儿对后续诊疗的不配合。

④ 松动度:无明显松动。

(2) 辅助检查:

① 咬合检查:检查患牙与对颌牙的咬合情况,是否存在咬

合不平衡或早接触的情况。

②温度测验:温度测是判断年轻恒牙牙髓状态的有效手段,可引发冷和(或)热刺激痛,刺激去除后疼痛不能很快消失。

➤提示:此方法不适合非合作儿童,对处于紧张状态和张口欠佳的儿童,应注意安全,特别避免烫伤。

③X线检查:多可见深大龋洞与髓腔相通或接近髓腔,患牙牙周膜连续清晰,牙根周围骨质没有破坏。

➤提示:由于年轻恒牙的生理解剖特点,根尖病变需与牙乳头鉴别。年轻恒牙牙根发育情况是影响预后和决定治疗方案的重要因素,因此对怀疑有牙髓感染的年轻恒牙应常规拍X线片,为便于术后观察牙齿发育情况,建议拍摄平行投照X线片。

3. 年轻恒牙牙髓炎的诊断和鉴别诊断

(1)诊断:急性牙髓炎、慢性牙髓炎、慢性牙髓炎急性发作(详见教科书)。

(2)鉴别诊断:

①年轻恒牙深龋、可复性牙髓炎与慢性牙髓炎鉴别诊断:见表1-1-2。

表1-1-2　年轻恒牙深龋,可复性牙髓炎与慢性牙髓炎鉴别诊断

	深龋	可复性牙髓炎	慢性牙髓炎
自觉症状	无自发痛史	多无自发痛史	可有自发痛史
视诊	无露髓孔	无露髓孔	有时可见露髓孔
叩诊	一般无叩诊不适	一般无叩诊不适	多有叩诊不适
温度测验	温度测验较对照牙敏感或一过性疼痛,但不能引发持续痛	温度测验较对照牙敏感,特别是冷刺激时反应敏感,短暂持续	温度刺激痛,刺激去除后疼痛持续,热诊可引起迟缓痛不能很快消失

续表

	深龋	可复性牙髓炎	慢性牙髓炎
X线	龋坏近髓,未与髓腔相通	龋坏近髓,未与髓腔相通	龋坏近髓或与髓腔相通
治疗	充填或安抚	安抚观察	去除感染部分牙髓

② 慢性牙髓炎与慢性根尖周炎:二者必须通过 X 线片来鉴别(详见教科书)。

4. 年轻恒牙牙髓炎的治疗

(1) 治疗原则:尽可能保存活髓,尤其是根尖部的活髓,对牙髓弥漫性感染者则通过治疗促进牙根继续发育。

(2) 治疗方法:部分牙髓切断术、牙髓切断术、部分根髓切断术、根尖诱导成形术、牙髓血运重建术(详见教科书)。

(3) 治愈和好转标准:

① 治愈:患牙无自觉症状,功能良好,临床体征消失,充填体完好,X 线片示根尖周组织正常,牙根继续发育。

② 好转:无自觉症状,功能基本恢复,充填体合格,无临床体征,X 线片示根尖周组织正常,年轻恒牙牙根继续发育,但较正常对照牙缓慢。

③ 未愈:体征未消失,或加重,充填失败,X 线片示根尖周组织出现病变,牙根发育停止。

(夏斌)

三、根尖周炎(periapical periodontitis)

(一)乳牙根尖周炎

1. **病史采集**　乳牙根尖周炎与牙髓炎相似,患儿可能没有明显自觉症状,或仅以牙龈脓肿为主诉就诊。在炎症急性期患者会有明显的咬合痛,甚至出现软组织肿痛等。仔细追问病史该患牙可能曾经出现过自发痛等牙髓炎症状。儿童共性病史采集见"龋齿"。

2. 临床检查

(1) 一般检查:

① 视诊:因龋所致牙髓炎可见深大龋洞,甚至有牙髓暴露或增生。对因咬合创伤或外伤所致牙髓炎的病例,牙体组织可无缺损,可能有牙冠颜色改变。可伴有牙龈充血、肿胀或瘘管。

② 探诊:洞深腐质多,且多湿软。但不要探查露髓点(见图1-1-3)。

> ▶ 提示:乳牙根尖周炎时可能会是活髓,这一点与恒牙不同,因此即使判断患牙为根尖周炎也不要探诊露髓孔,以免由此导致疼痛而增加后续治疗难度。

③ 叩诊:可有叩诊不适或不同程度的叩痛。

> ▶ 提示:对诊断明确的患牙应避免叩诊而导致的疼痛,医师要注意叩诊的力度,尤其是在根尖急性炎症发作时。

④ 松动度:可有不同程度的松动。

> ▶ 提示:当因根尖周炎导致广泛的根尖周组织肿胀时肿胀范围多延及邻牙,一般来说,松动度最大的牙是病源牙。因儿童牙齿的生理动度存在很大个体差异,检查时需与自身正常牙对照。

(2) 辅助检查:

① 咬合检查:检查患牙与对颌牙的咬合情况,是否存在咬合不平衡或早接触。

> ▶ 提示:咬合创伤所致的不可复性乳牙根尖周炎在临床上很少见。但急性咬合创伤时还是可能出现急性根尖周炎的症状,这类患者需仔细追问病史以明确诊断。

② 温度测验:同乳牙牙髓炎。

③ X 线检查:多可见深大龋洞与髓腔相通或接近髓腔,患牙牙周膜欠连续,可并伴有不同程度的牙槽骨骨质破坏和牙根内外吸收,尤其应注意病变是否波及继承恒牙胚及恒牙发育情况。对单根牙根尖病变一般出现在根尖区,乳磨牙的骨质破坏多出现在根分叉处(图 1-1-4)。

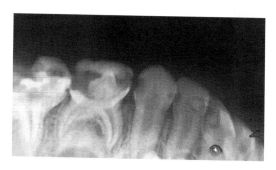

图 1-1-4　右下第一乳磨牙根分歧病变,根尖基本完整

3. 诊断依据及鉴别诊断

(1) 诊断:慢性根尖周炎,慢性根尖周炎急性发作。

(2) 鉴别诊断:根尖周炎与慢性牙髓炎:二者必须通过 X 线片来鉴别(详见教科书)。

4. 乳牙慢性根尖周炎的治疗

(1) 治疗原则:缓解症状,控制感染,恢复患牙形态及功能。对有严重的牙槽骨骨质破坏和牙根内外吸收的牙齿,尤其是根尖病变波及恒牙胚的乳牙,应选择拔牙术(图 1-1-5)。

(2) 治疗方法:牙髓摘除术、拔牙术。

① 牙髓摘除术是保存乳牙的最后方法,行牙髓摘除术的乳牙常伴有大面积牙体缺损,对于乳磨牙最好选择金属预成冠修复。

② 对伴有根吸收,和(或)严重根分歧病变的乳牙,牙髓摘除术的预后差,常不能阻止乳牙早失,需在术前向家长特别交代。

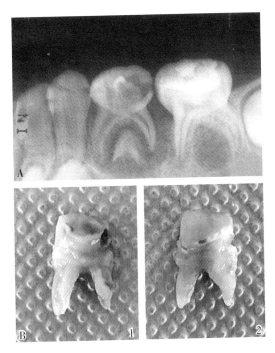

图 1-1-5　乳磨牙根尖肉芽肿
A. 左下第一乳磨牙根分歧及根尖病变,恒牙胚表面骨硬板完全消失　B. 该牙拔除后可见根表面附着多个肉芽肿样组织(舌侧观和唇侧观)

③ 拔牙术后,应结合患儿的年龄和咬合情况,判断是否需要间隙保持。

(3) 治愈标准或疗效好转标准:

① 治愈:患牙无自觉症状,功能良好,临床体征消失,充填体完好,X 线片示根尖周组织恢复正常。

② 好转:无自觉症状,功能基本恢复,充填体合格,无临床体征,X 线片示根尖周组织病损与治疗前比较好转。

③ 未愈:体征未消失,或加重,充填失败,X 线片示根尖周

组织病变加重,或严重牙根吸收。

(二)年轻恒牙根尖周炎

1. 病史采集　炎症初期多无明显症状,患儿多以急性肿痛或根尖区脓肿为主诉就诊。在炎症急性期患者会有明显的咬合痛,牙浮出感,甚至出现软组织肿痛等。仔细追问病史该患牙可能曾经出现过自发痛等牙髓炎症状。儿童共性病史采集见"龋齿"。

2. 临床检查

(1)一般检查:

① 视诊:牙齿表现与年轻恒牙牙髓炎时相近,但牙龈常有充血、肿胀或瘘管。

> ➢ 提示:年轻恒牙牙根较短,根尖周组织疏松,出现根尖脓肿的部位有时比较接近龈缘,甚至与龈沟相通,这种情况需与牙周炎进行鉴别。

② 探诊:同年轻恒牙牙髓炎。

> ➢ 提示:年轻恒牙根尖周炎时可能会是活髓,这一点与发育成熟恒牙不同,因此即使判断为根尖周炎也不要探诊露髓孔,以免引发疼痛而增加后续治疗的难度。

③ 叩诊:根据炎症进程和范围不同可能出现叩诊不适和不同程度的叩痛。

> ➢ 提示:对诊断明确的患牙应避免叩诊所导致的疼痛,医师在进行叩诊检查时要注意控制力度。

④ 松动度:患牙是否松动取决于根尖炎症破坏牙周组织的范围,因此对根尖周炎的患牙需要进行松动度的检查。

> ➢ 提示:当因根尖周炎导致广泛的根尖周组织肿胀时肿胀范围多延及邻牙,一般来说,松动度最大的牙是病源牙。年轻恒牙的生理动度因发育程度存在很大差异,检查时需与自身同名正常牙对照。

(2) 辅助检查:

① 咬合检查:检查患牙与对颌牙的咬合情况,是否存在咬合不平衡或早接触。

> 提示:年轻恒牙长期的咬合创伤有可能导致创伤性根尖周炎,此时其牙髓可能还有一定的活力,但 X 线片上已经能观察到根尖周骨质的破坏。

② 温度测验:温度测验有助于判断是否存在活髓。

> 提示:此方法不适合非合作儿童,对处于紧张状态和张口欠佳的儿童,应注意安全,特别避免烫伤。

③ X 线检查:建议使用平行投照 X 线片。多可见深大龋洞与髓腔相通或接近髓腔,根周膜欠连续,并伴有不同程度的牙槽骨骨质破坏。对畸形中央尖折断所致的前磨牙根尖周炎病例有时可见髓角突入畸形尖。此外,还应观察牙根发育程度。在年轻恒牙,致密性骨炎较常见,表现为根尖周局部骨质增生,骨小梁的分布比周围的骨组织致密,有时硬化骨与正常骨组织之间无明显分界。

> 提示:对多数病例 X 线根尖片检查就能满足治疗需要,但对复杂釉质内陷所导致的根尖周炎病例建议拍摄 CBCT 以明确病变范围、病损途径及治疗通路。

3. 年轻恒牙慢性根尖周炎诊断依据及鉴别诊断

(1) 诊断:慢性根尖周炎,慢性根尖周炎急性发作。

(2) 鉴别诊断:与慢性牙髓炎相鉴别,二者必须通过 X 线片来鉴别(详见教科书)。

4. 年轻恒牙慢性根尖周炎的治疗

(1) 治疗原则:尽可能保存活髓,尤其是根尖部的活髓,通过治疗促进牙根继续发育。

（2）治疗方法：

① 根尖诱导成形术治疗是治疗年轻恒牙根尖周炎的常规方法（详见教科书）。

② 在征得患者同意的情况下，可试行牙髓血运重建术。

③ 牙冠和（或）根尖破坏严重的病例可结合患者情况考虑拔除后修复或正畸治疗。

（3）治愈标准或疗效好转标准：

① 治愈：患牙无自觉症状，功能良好，临床体征消失，充填体完好，X线片示根尖周组织恢复正常，牙根继续发育。

② 好转：无自觉症状，功能基本恢复，充填体合格，无临床体征，X线片示根尖周组织病损与治疗前比较好转，牙根发育停止。

③ 未愈：体征未消失，或加重，充填失败，X线片示根尖周组织病变加重，或严重牙根吸收。

（夏斌）

四、牙外伤（dental trauma）

1. **病史采集** 诊断牙齿外伤时外伤史是必不可少的。在询问病史时要注意对患儿全身情况的询问，以排除颅脑损伤和全身其他部位严重损伤。外伤的时间、地点、方式和诊疗过程是影响牙外伤治疗方案和预后的重要因素，应仔细询问并记录到病历中。病史采集对象为患儿本人和其随行的监护人。另外，应询问受伤牙是否存在既往外伤史。

2. **临床检查**

（1）一般检查：

① 视诊：牙齿萌出情况，有无牙体组织缺损、裂纹，牙齿颜色，牙位置的改变和周围组织的情况。

> 提示:在检查牙齿缺损的同时不可忽视观察患者的全身情况,包括患者的神智、步态,以及与年龄相应的语言、动作能力等;对那些怀疑有全身重要脏器损伤的患者需要尽快明确诊断,在确保患者生命安全的前提下再进行口腔诊疗。对新鲜牙齿外伤要注意检查牙龈等软组织是否有撕裂伤,对陈旧牙齿外伤要注意检查根尖区牙龈有无肿胀瘘管等。

② 触诊和叩诊:伴软组织开放性损伤时还要检查创口内有无异物。

> 提示:外伤牙叩诊检查反映的是牙周膜受伤的情况,对那些确认有大面积牙周膜损失的外伤牙(如半脱位、侧向移位)在初诊时为避免叩诊所导致的疼痛可以先不进行叩诊检查。在对主诉牙进行检查的同时不能忽视对其邻牙及对颌牙齿的检查,以明确这些患牙是否也受到外伤。对有开放性创口的患者,应以触诊检查创口内是否有异物,对不能确诊者可加拍 X 线片。

③ 探诊:可探诊检查牙本质外露面,观察牙髓反应。外伤近髓或怀疑有露髓时探诊检查要慎重,对可能的露髓孔不要轻易探诊,这是因为这样做可能导致露髓或患儿疼痛。

④ 松动度:依外伤类型不同患牙有不同的松动表现。松动度是判断外伤严重程度和影响治疗方案的重要因素之一。在进行松动度检查时要全面,包括:唇(颊)舌向、近远中向和殆龈向。

(2) 辅助检查:

① 牙齿活力检查:电活力测验和温度测验。

> 提示:在进行牙齿活力检查时要注意结合其他检查来判断牙髓的状况,注意区分假阳性和假阴性的情况,在决定是否做牙髓摘除术时一定要慎重。尤其对年轻恒牙。动态监测牙齿活力对判断牙髓状况的变化过程更有意义。

② 咬合检查:外伤牙的咬合情况检查是必不可少的。消除咬合创伤是促进牙周膜恢复的必要条件。

③ X线检查:是检查诊断牙齿外伤必不可少的方法。具体观察内容包括:

A. 检查牙齿折断情况:牙冠、牙根。

B. 牙根形成和吸收情况:牙根的发育状况是选择治疗方案的重要因素。

C. 牙槽骨及颌骨情况:在关注牙齿外伤的同时要注意牙槽骨和颌骨有无损伤。

D. 牙周组织情况。

E. 邻牙及牙胚情况。

F. 有无陈旧性外伤。

> 提示:为评估疗效进行前后对比,建议拍摄平行投照X线片。对一些复杂的牙齿外伤,CBCT具有与传统X线检查相比明显的优势,能有助于明确诊断,确立治疗计划。

3. 牙外伤诊断依据及鉴别诊断

(1) 诊断依据:根据外伤史和临床表现按照 Andreason 牙外伤分类法进行诊断。

(2) 鉴别诊断:因咬合损伤、磨耗或医源性因素等慢性因素所导致的牙齿软硬组织的损失。有无受急性外力的作用是主要的鉴别要点。

4. 牙外伤的治疗

(1) 治疗原则:

① 牙体硬组织损伤:覆盖所有外露牙本质和牙髓断面,避免牙髓受到进一步不良刺激的影响,促进牙髓及牙周组织的健康。对年轻恒牙还要促进牙根的继续发育。尽量恢复牙齿外形,维护牙齿三维间隙。

② 牙周组织损伤:对移位性损伤(挫入、脱出和侧方移位)应及时行必要的复位固定(详见教科书),消除咬合创伤,采取必要措施预防根吸收和牙齿固连。

▷ 提示:对于挫入性损伤,应根据挫入程度和牙根发育程度,临床上可选择观察牙齿自行萌出、正畸牵引复位和外科复位的方法进行治疗,可参照国际牙外伤学会推荐的处置原则(表 1-1-3),结合临床情况进行处理。

表 1-1-3　牙根发育情况与牙挫入处理方法

	挫入程度	复位方法		
		观察再萌出	正畸牵引	外科复位
根未发育完成	<7mm	√		
	>7mm		√	√
根发育完成	<3mm	√		
	3~7mm		√	√
	>7mm			√

③ 当牙髓组织损伤和牙周组织损伤共同存在,应综合考虑制订治疗计划。

④ 乳牙外伤应特别关注对继承恒牙的影响。

(2) 治疗方法:

① 硬组织修复:应用玻璃离子水门汀或光固化复合树脂材料对缺损硬组织进行修复。

② 牙髓的治疗:间接盖髓、直接盖髓、部分牙髓切断术、牙髓切断术、根尖诱导成形术、牙髓血运重建术、根管治疗术。

③ 牙周组织:调𬌗、固定。

▷ 提示:在选择具体治疗方案时除考虑外伤牙的病情外还需考虑患者的配合能力,对医嘱的理解和执行能力。同时尽可能防止可能出现的二次外伤对患牙的损伤。𬌗垫固定一般用于患牙有咬合创伤,依外伤类型要求固定时间不超过四周者。而钢丝加树脂的固定方法多用于患牙有明显移位,复位后要求坚固固定,或要求固定时间较长的病例。对某些病例也可以两种方法同时使用。

（3）治愈标准或疗效好转标准:

① 治愈:患牙无自觉症状,外形、功能良好,临床体征消失,X 线片示患牙根尖周组织正常。

② 好转:无自觉症状,外形、功能基本恢复,无临床体征,X 线片示根尖周组织病损与治疗前比较好转。

③ 未愈:体征未消失,或加重,外形、功能恢复不满意,X 线片示根尖周组织病损加重或严重牙根吸收。

（夏斌）

五、乳牙早失(premature loss of primary teeth)

1. **病史采集** 对于乳牙早失的患者主要针对牙齿早失的原因以及制作间隙保持器所应考虑的因素进行问诊。龋坏及其继发的牙髓根尖病是乳牙早失的主要原因,外伤是乳前牙早失的另一个主要原因。乳牙早失后间隙变化多出现在最初的 6 个月内。因此问诊时要注意询问牙齿缺失的时间。

2. **临床检查**

（1）一般检查:应包括缺失牙的部位、邻牙是否向缺隙侧倾斜、对颌牙有无过长、磨牙和尖牙的咬合关系、前牙覆𬌗覆盖等。

（2）辅助检查:X 线检查在诊断治疗乳牙早失时必不可少,通过 X 线片要了解继承恒牙是否存在,判断其具体发育情况并预估其萌出时间。

3. **诊断依据** 病史和临床表现。

4. 乳牙早失的治疗

(1) 原则及方法：根据病情选择具体的间隙保持器类型，包括带环丝圈式间隙保持器(图 1-1-6)、全冠丝圈式间隙保持器(图 1-1-7)、舌(腭)弓式间隙保持器(图 1-1-8，图 1-1-9)、功能性间隙保持器(图 1-1-10，图 1-1-11)。

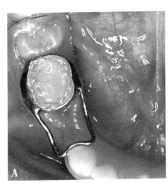
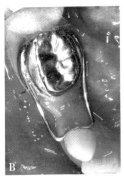

图 1-1-6 单个乳磨牙早失的间隙保持

A. 带环丝圈式保持器　B. 带环丝圈式保持器(基牙预成冠修复后)

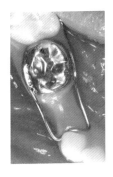
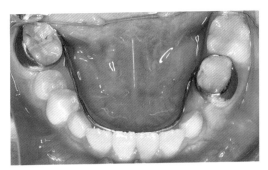

图 1-1-7 全冠丝　　　　图 1-1-8 舌弓式保持器
圈式保持器

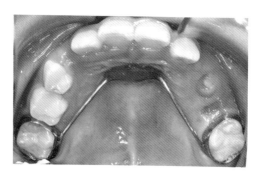

图 1-1-9 腭弓式保持器(Nance 弓)

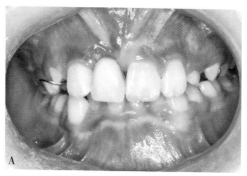

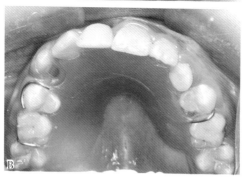

图 1-1-10 恒前牙早失功能保持器

A. 右上中切牙早失,功能性间隙保持器(唇侧不放基托,避免
影响前颌骨发育) B. 右上中切牙功能性间隙保持器殆面观

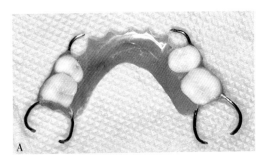

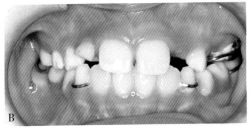

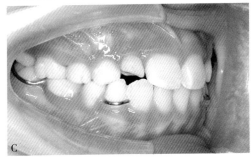

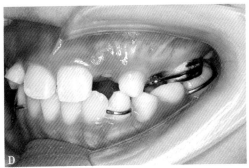

图 1-1-11 乳磨牙早失功能保持器

A. 功能性间隙保持器(乳磨牙早失),唇颊侧不放基托 B. 双侧乳磨牙早失功能保持器佩戴后(正面观) C. 双侧乳磨牙早失功能保持器佩戴后(右侧面观) D. 双侧乳磨牙早失功能保持器佩戴后(左侧面观)

> ➤ 提示:并非所有乳牙早失后的间隙都需要保持。在决定是否需要间隙保持及采用何种间隙保持方法时至少需要考虑以下因素:缺失牙位(乳切牙早失可不做间隙保持),个数,缺牙时间(如果乳牙早失已经超过6个月,前后牙位置关系稳定,可酌情不做间隙保持),患者的牙龄,年龄,恒牙胚发育情况(特别是有否牙齿先天缺失),邻牙替换情况,咬合情况,患者主观愿望及对医嘱的理解执行能力。

(2) 治愈标准或疗效好转标准:

① 治愈:保持器功能良好,间隙充足,X 线片示恒牙继续正常发育。

② 好转:保持器功能基本正常,间隙有改变但不影响恒牙正常萌出,X 线片示恒牙继续正常发育。

③ 未愈:未起到间隙保持的功能,间隙继续丧失且影响恒牙正常萌出。

(夏斌)

六、乳牙反𬌗(crossbite in the primary dentition)

1. **病史采集** 采集乳牙反𬌗病史时要注意询问喂养习惯,有无口腔不良习惯,并仔细询问家族史。注意询问有否前牙外伤史等。

2. **临床检查**

(1) 一般检查:

① 患儿面型,下颌及面中部发育情况,高角或低角。

② 反𬌗牙位,反覆𬌗,反覆盖,乳尖牙关系,第一恒磨牙或第二乳磨牙关系。

③ 前牙是否能退至对刃位,前牙唇舌向倾斜情况。

④ 咬合创伤情况:牙齿松动度,牙龈退缩,有无下颌偏斜,

注意检查乳尖牙是否存在咬合干扰。

⑤ 有无口腔不良习惯。

⑥ 牙齿是否有缺损,松动,牙龈红肿及瘘管等龋病和牙齿外伤。

(2) 辅助检查:应常规拍摄全口曲面体层片和(或)上前牙根尖片:全面了解口腔情况,除外其他牙齿发育异常的存在。对上前牙区,了解乳牙牙根吸收情况决定是否是治疗时机。尤其注意有无多生牙,以免矫治过程中牙齿移动困难或对牙根造成伤害。视患儿理解配合能力拍头颅侧位片。

3. **诊断** 详见教科书。

4. **治疗**

(1) 治疗原则及方案:根据病例具体情况而采用不同的矫治方案,包括:殆垫舌簧(螺旋扩弓)矫治器(图 1-1-12,图 1-1-13)、斜面导板矫治器(图 1-1-14)、2×4 固定矫治、MRC 肌功能训练矫正器(图 1-1-15),同时注意破除口腔不良习惯。

> ➤ 提示:治疗时间的选择需要考虑的因素包括患儿年龄、对治疗的理解配合能力、监护人对治疗的理解配合能力。
>
> —— 前牙反殆分为牙性、功能性和骨性反殆。乳牙列期的治疗主要针对牙性和功能性的反殆。
>
> —— 骨性反殆病例乳牙列期治疗应慎重。对上颌发育不足为主要病因者,可进行乳牙期矫治,但应充分告知家长失败概率高,替牙时会复发,需要进一步矫治。对于下颌过长为主要病因者,乳牙期矫治几乎无效。尤其要注意识别一些难治病例,主要表现为:下颌过度生长,反覆殆浅,下颌不能后退,下颌平面角高,牙齿有代偿性倾斜即下切牙舌倾、上切牙唇倾,下颌过长为主要病因的病例不建议乳牙期矫治。

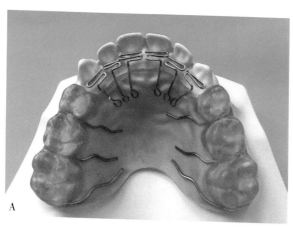

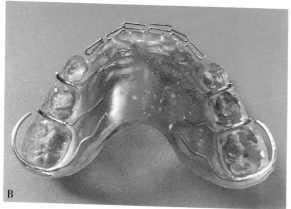

图 1-1-12　上颌𬌗垫舌簧矫正器
A. 口腔内观　B. 组织面观

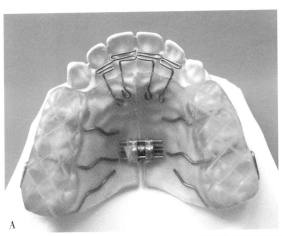

A

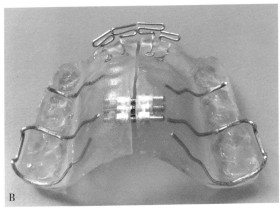

B

图 1-1-13　上颌𬌗垫舌簧 + 螺旋扩弓矫治器

A. 口腔内观　B. 组织面观

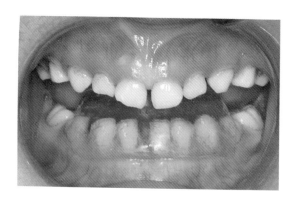

图 1-1-14 下颌斜面导板矫正器

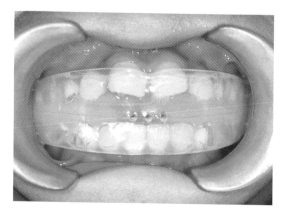

图 1-1-15 功能矫正器

(2) 治愈标准或疗效好转标准：

① 治愈：反𬌗解除,咬合关系稳定。

② 好转：反𬌗基本解除,但咬合关系欠稳定。

③ 未愈或复发：反𬌗未解除,或矫治停止后复发。

> ➤ 提示：乳牙反𬌗多为功能性或牙性的,这两类患者矫治效果明显,一般不复发。而矫治骨性的乳牙反𬌗比较困难,而且容易复发。

(夏斌)

七、牙齿发育异常(developmental abnormality of the teeth)

牙齿发育异常是一组种类繁多的疾病,临床常见的牙齿发育不全有：釉质发育不全、多生牙、先天缺失牙、畸形舌侧窝/尖、畸形中央尖和第一恒磨牙异位萌出。

(一) 釉质发育不全 enamel hypoplasia

1. **病史采集** 除严重的釉质发育不全及继发其他疾病外,釉质发育不全一般没有症状。在问诊时应仔细询问以下内容：孕育史、生产史、是否早产低体重儿童、出生后 1~3 岁身体健康状况、营养状况、乳牙牙髓根尖病变情况、外伤史、家族史及生活地区特征等情况。

2. **临床检查**

(1) 一般检查：视诊检查牙齿的外形、颜色。探诊检查牙齿表面应该光滑或略粗糙。叩诊应该无异常。如果伴发龋齿及继发疾病时可检查到龋病和牙髓根尖周病的表现。

(2) 分类：

① 按病损性质,可分为釉质形成不全和釉质矿化不全。

② 按病情严重程度,釉质发育不全分为轻症和重症：

　　A. 轻症:釉质形态基本完整,仅有色泽和透明度的改变,形成白垩状釉质,无自觉症状(图 1-1-16)。

　　B. 重症:牙面有实质性缺损,可在釉质表面出现带状或窝状的棕色凹陷。前牙切缘变薄,后牙牙尖缺损或消失(图 1-1-17)。

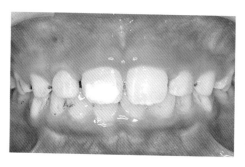

图 1-1-16　右上中切牙唇面釉质矿化不全(轻症)

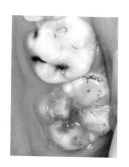

图 1-1-17　上颌第一恒磨牙釉质形成不全(重症)

　　③ 按病因,分为遗传性,全身因素和局部因素三种病因:

　　A. 遗传因素:遗传性釉质发育不良或矿化不良病变累及多个牙齿,出现在一个家族中的几代成员中(图 1-1-18)。

　　B. 全身因素:凡能引起釉基质分泌和成熟障碍的全身任何变化都有可能造成牙齿釉质发育不全,所累及的牙齿为同一时期发育的牙齿(图 1-1-19)。如婴幼儿期的高热疾病、严重消化不良和营养障碍,母亲在妊娠期内的感染性疾病等。

　　C. 局部因素:个别牙齿釉质发育不全往往因乳牙根尖周病感染或外伤所致,又称特纳牙(图 1-1-20)。

　　(3) 特殊检查:可根据情况选择根尖片,全口曲面体层片进行检查。

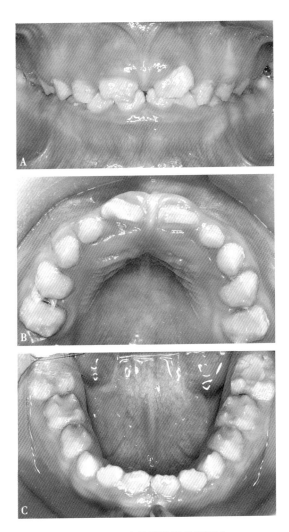

图 1-1-18 遗传性釉质发育不全

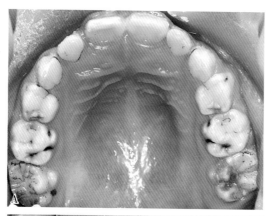

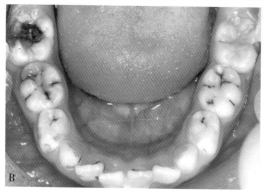

图 1-1-19 7 岁男孩第一恒磨牙釉质发育不全

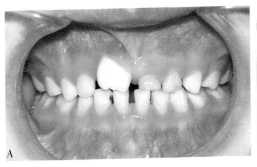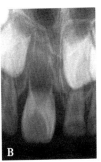

图 1-1-20　右上中切牙特纳牙(5 岁患儿,右上乳中切牙因根尖炎拔除,继承恒牙早萌)

3. 诊断依据和鉴别诊断

(1) 诊断依据:病史和临床检查。

(2) 鉴别诊断:与氟牙症鉴别(见教科书)。

4. 治疗　对轻症的釉质发育不全可以不做临床治疗,但应对患者进行有针对性的口腔卫生宣教并定期复查。对重症的患者可对症治疗,可用光固化复合树脂充填或用树脂贴面修复达到消除症状改善美观的目的。后牙可以应用预成冠保持垂直高度,预防龋齿的发生。

(张笋)

(二) 多生牙(supernumerary teeth)

1. 病史采集　需询问有无家族史,有无全身骨骼系统发育异常,尤其是颅骨和锁骨。

2. 临床检查

(1) 一般检查:主要是视诊。多生牙多见于上前牙区,可以萌出或阻生。已萌出多生牙可见为正常牙齿数目之外多余的牙齿,形态可以为锥形牙、过小牙或与正常牙齿相似。临床上可出现牙间隙(图 1-1-21)、牙齿扭转或移位,有些还可引起恒牙迟萌或阻生。

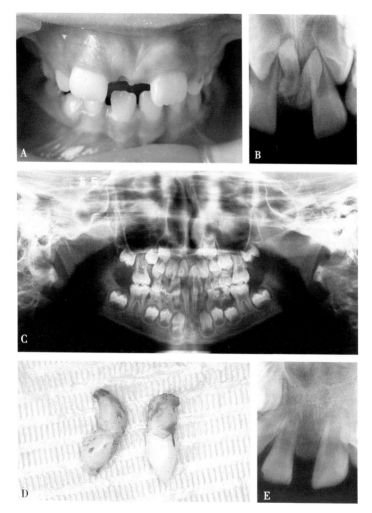

图 1-1-21 多生牙示例

A. 上中切牙间中缝间隙过大 B. 根尖片示：上中切牙间埋伏的倒置多生牙 2 枚 C. 曲面体层片提示上中切牙间埋伏的倒置多生牙 2 枚，上前牙区恒牙胚排列混乱，恒牙胚未见先天缺失 D. 手术取出的多生牙 E. 术后 3 个月复查，上中切牙中缝间隙有所变窄，牙根继续发育

（2）辅助检查：根尖片确诊多生牙,明确其位置和数目,必要时拍摄曲面体层片。埋伏阻生多生牙术前需拍摄 CT 片定位,并了解与周围牙齿的关系。如后牙区段出现多个多生牙,需排除是否为颅骨 - 锁骨发育不全综合征。

> ➤ 提示：有时一个部位的多生牙,同时伴有该部位或相邻部位的恒牙先天缺失,所以,多生牙拔除前,一定要拍全口曲面体层片,以全面诊断。

3. **诊断依据** 病史和临床检查。

4. **治疗**

（1）已萌出的多生牙：及时拔除。

（2）未萌出的多生牙：

① 不影响相邻牙齿发育、萌出和排列,并未形成含牙囊肿等继发疾病者：观察。

② 影响相邻牙齿发育、萌出和排列时：手术取出。对于与恒牙牙乳头紧密相邻的埋伏多生牙,尽量延迟到恒牙牙根基本发育完成后再行手术,以避免手术过程中可能对恒牙根发育的影响。对因多生牙造成的恒牙萌出、排列异常者常酌情需辅以正畸治疗。如多生牙已造成正常牙的根吸收、牙根弯曲或移位,而多生牙的形态类似正常牙,且牙根又有足够长度者,可保留多生牙而拔除受损的正常牙。

（赵玉鸣）

（三）先天缺牙（congenital absence of teeth）

1. **病史采集** 需详细询问病史,有无外伤、拔牙史,有无家族史,有无孕期有害物质接触史,有无皮肤、毛发等异常。

2. **临床检查**

（1）一般检查：

① 牙齿数目不足。可缺失个别牙,也可是多个牙齿缺失。

② 乳牙先天缺失相对少见。恒牙先天缺失除第三恒磨牙外,常见缺失牙位为下颌第二前磨牙、上颌侧切牙和上颌第二前磨牙(图 1-1-22,图 1-1-23)。可以发生在单侧或双侧。

(2) 辅助检查:根尖片发现缺失牙,需拍摄曲面体层片确诊全口缺失牙数目和部位以及邻牙情况。如缺失牙齿数目多,需排除是否为外胚叶发育不全,应做相应检查。

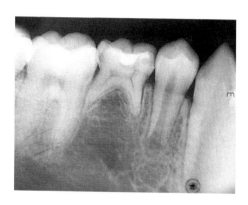

图 1-1-22 右下第二前磨牙先天缺失

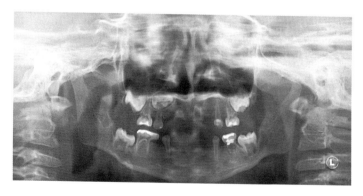

图 1-1-23 多个牙齿先天缺失

3. **诊断依据** 病史和临床检查。

4. 治疗需根据先天缺牙的数目、牙弓长度和咬合关系等因素,综合考虑是否保留恒牙先天缺失相对应的乳牙。

(1) 前磨牙先天缺失:没有牙列拥挤的患者,应尽量保留乳牙,待乳牙脱落后再行修复治疗。对于牙列拥挤、间隙不足的患者,可以考虑早期拔除相应乳牙后,正畸治疗关闭间隙。

(2) 上颌侧切牙先天缺失:根据咬合情况,可选择保持间隙或采用正畸方法将恒尖牙近中移动到侧切牙的位置,并酌情将尖牙牙冠改形为上颌侧切牙形态。

(赵玉鸣)

(四) 畸形舌窝、畸形舌尖(dens invaginatus,invaginated lingual fossa)

1. **病史采集** 除儿童共性病史外,针对患牙需了解有无疼痛史、牙龈肿胀史等,还需询问家族史。

2. **临床检查**

(1) 一般检查:

① 畸形舌窝:一般见于恒牙,上颌侧切牙多见,其次是上颌中切牙。多数牙齿形态为铲形,但舌窝处釉质内陷,形成深窝。还有一些牙呈圆筒状,中间凹陷。有些釉质内陷形成的沟从冠部延伸到根部,称为"畸形舌沟"(图1-1-24);个别牙内陷部位从牙冠一直达根尖,根据其在X线片上的表现又被称为"牙中牙"。畸形舌侧窝(图1-1-25)、舌沟处常有菌斑集聚和食物残渣存留,易致龋。舌沟部位易形成牙周袋。

② 畸形舌尖:在乳恒牙均可

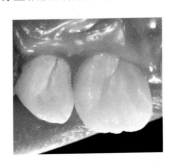

图1-1-24 上颌切牙畸形舌沟

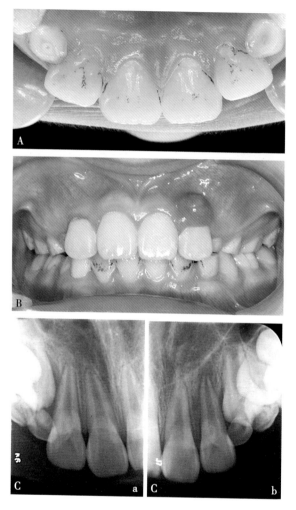

图 1-1-25　畸形舌侧窝

A. 双侧上颌侧切牙畸形舌侧窝　B. 左上侧切牙慢性牙槽脓肿,右上侧切牙无不适症状　C. 上颌前牙区 X 线片,双侧上颌侧切牙均有畸形舌侧窝(内陷型),根尖均未发育完成(a. 右上侧切牙,b. 左上侧切牙根尖周低密度影像,牙周膜间隙增宽)

发生,乳牙多为中切牙,恒牙多为侧切牙(图1-1-26)。畸形舌尖有时与畸形舌窝相伴存在。部分畸形舌尖尖细,有髓角突入尖内,易折断或磨损,导致牙髓感染;另一部分舌尖粗大,易出现牙齿整体唇向移位,也可能因咬合创伤导致牙髓及根尖周炎症。

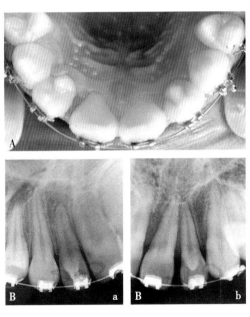

图 1-1-26　畸形舌尖
A.上颌侧切牙畸形舌尖(口内观)　B.上颌侧切牙畸形舌尖(X线片)

(2)辅助检查:温度测试及电活力测试有助于判断牙髓活力状况,年轻恒牙不建议使用电活力测试。牙齿根尖片是最常使用的 X 线检查手段,有些复杂的牙齿内陷畸形,在出现牙髓及根尖周炎症时,最好能进行 CBCT 检查,以了解髓腔形态。

3. 诊断和鉴别诊断

（1）根据临床检查及 X 线检查结果即可确立诊断。

（2）当畸形舌窝、畸形舌尖患牙出现龋坏及牙髓及根尖周炎症时，其鉴别诊断详见乳恒牙龋病、牙髓炎、根尖周炎的鉴别诊断。

4. 治疗

（1）治疗原则：

① 畸形舌窝和畸形舌侧沟：完好无龋坏时，应进行窝沟封闭；龋坏局限于釉质层时，可做流动树脂或复合树脂预防性充填；若已经出现龋洞，需及时进行充填治疗；如果发生了牙髓及根尖周炎症，在牙髓摘除后，需特别强调根管的清洗、消毒，然后视牙根发育程度选择牙髓血运重建术、根尖诱导成形术或根管治疗术。

② 畸形舌尖：如果较圆钝且不妨碍咬合，可不做处理；圆钝而干扰咬合的舌尖可行分次调𬌗；高尖的舌尖建议磨除畸形尖后，根据牙髓情况选择行间接盖髓术、直接盖髓术或部分牙髓切断术。如果发生牙髓及根尖周炎症，需视牙根发育程度选择牙髓血运重建术、根尖诱导成形术或根管治疗术。

（2）治疗方法：根据患牙的实际情况选择窝沟封闭、预防性树脂充填、充填、分次调𬌗、部分牙髓切断、牙髓血运重建术、根尖诱导成形术和根管治疗等方法。

（3）治愈和好转标准：

① 治愈：患牙无自觉症状，功能良好，窝沟封闭剂或充填体完好，无继发龋坏。X 线片示：未出现根尖周病变或病变消失，牙根继续发育或根尖区形成钙化屏障。

② 好转：无自觉症状，功能基本恢复，充填体合格。X 线片示：根尖周病变有所控制，牙根发育或根尖区钙化不明显。

③ 未愈：临床症状未消失甚至加重，充填体脱落或出现龋

坏。X线片示:出现牙根内外吸收或根尖病变扩大。

(马文利)

(五) 畸形中央尖(central cusp,dens evaginatus)

1. 病史采集 需了解患儿或家长是否发现患牙畸形尖的存在,何时折断(如果已经折断),有无疼痛、牙龈肿胀史等,还需询问家族史。另见儿童共性病史。

2. 临床检查

(1) 一般检查:畸形中央尖发生于前磨牙的颊尖三角嵴处,多数尖细,有一些相对粗大、圆钝(图1-1-27)。如果畸形中央尖已经折断极易漏诊,应特别注意检查、鉴别。中央尖折断后其基底部可见直径约2mm的折断痕迹,外为环状釉质,中有偏黄的牙本质轴,少数有深色的露髓点。如分辨不清时,可将牙面擦洗干净,涂以1%~2%碘酊,以助于观察。畸形中央尖可以是一颗或多颗牙受累,常见左右同名牙对称出现。

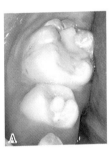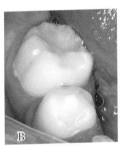

图1-1-27 畸形中央尖

A.下颌第二前磨牙 B.下颌第二前磨牙畸形中央尖(加固术后)

> ➤ 提示:临床上如果无明显龋损和其他硬组织损害的前磨牙出现牙髓炎、根尖周炎的表现时,应着重排查是否存在畸形中央尖折断。

（2）辅助检查：

① X 线片：可以帮助发现尚未萌出的牙是否存在畸形中央尖。对于已经萌出的患牙，读片时应注意观察畸形尖内是否有髓角突入（图 1-1-28）。中央尖已经折断的患牙，需观察牙根发育的程度、是否存在根尖周病变以及病变范围等。

② 温度测试及电活力测试：有助于判断牙髓活力状况，年轻恒牙不建议使用电活力测试。

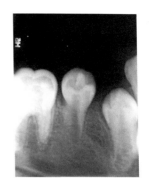

图 1-1-28　X 线片示：牙髓突入畸形中央尖

3. **诊断和鉴别诊断**　畸形中央尖根据临床表现和 X 线片的表现即可获得诊断。当中央尖折断后出现牙髓及根尖周炎症时，其鉴别诊断参见恒牙牙髓炎、根尖周炎的鉴别诊断。

4. **治疗**

（1）治疗原则：对于早期发现的完整畸形中央尖，要趁其未折断及时进行治疗，阻断畸形尖折断后导致牙髓感染的可能。对于已经发生了畸形中央尖折断的患牙，需认真判断牙髓状况，选择相应治疗方法，有效地控制炎症，促进牙根发育。对形态圆钝低平没有折断风险的畸形中央尖，可观察不做处理。

（2）治疗方法：

① 预防性充填：

A. 适应证：畸形中央尖完整，尖细易折；畸形尖已折断，无自觉不适，临床及辅助检查均未发现牙髓状况异常者。

B. 操作方法：局部麻醉，建议使用橡皮障（如因牙齿萌出高度不足，在操作过程中一定要注意棉卷隔湿以免唾液污染）。磨除中央尖，在其基底部备洞，深度 1.5~2mm，周缘与中央尖基底边缘吻合。冲洗并吹干窝洞,检查是否露髓:①未露髓,用 Ca(OH)$_2$ 制剂间接盖髓,再行复合树脂充填;②露髓孔直径 <1mm 者,0.9% NaCl 溶液冲洗,Dycal 直接盖髓,光固化 GIC 垫底,复合树脂充填;③露髓孔直径 >1mm 者,可做部分牙髓切断术。

② 中央尖加固术:

A. 适应证:畸形中央尖完整,形态尖细有折断风险,牙齿尚未建殆。

B. 操作方法:清洁牙面,酸蚀,范围包括中央尖表面和周围区域以及殆面窝沟处。涂粘接剂,以光固化复合树脂或流动树脂堆在中央尖周围,树脂量自基底部至尖部逐渐减少,形成较粗的圆锥状,顶端应为中央尖顶部,不要额外增加畸形中央尖高度,剩余窝沟可酌情用窝沟封闭剂或流动树脂封闭。

③ 中央尖折断并已出现牙髓炎、根尖炎的病例,其治疗方法参见年轻恒牙和牙根发育完成的恒牙之牙髓炎和根尖周炎的治疗。

(3) 治愈和好转标准:

① 治愈:患牙无自觉症状,功能良好,充填体良好,加固的中央尖可正常磨耗。X 线片示:未出现根尖周病变或病变消失,牙根继续发育或根尖区形成钙化屏障;

② 好转:无自觉症状,功能基本恢复,充填体合格,X 线片示:根尖周病变有所控制,牙根发育或根尖区钙化不明显;

③ 未愈:临床症状未消失甚至加重,充填体脱落或出现龋坏。X 线片示:出现牙根内外吸收或根尖病变扩大。

(马文利)

(六) 第一恒磨牙异位萌出(ectopic eruption of the first permanent molar)

1. **病史采集**　第一恒磨牙异位萌出患者多无自觉症状,也可因其前方的第二乳磨牙异常松动或牙槽脓肿就诊,更多是由临床检查或拍摄 X 线片时由医师发现。有时也可主诉为第一恒磨牙萌出不对称,某个牙迟萌等。上颌第一恒磨牙的异位萌出最为多见。

2. 临床检查

(1)一般检查:临床上可看到第一恒磨牙近中边缘嵴阻生于第二乳磨牙远中牙颈部以下,并造成牙冠倾斜(图 1-1-29A)。临床检查时应注意患侧第一恒磨牙的萌出高度、倾斜角度、有无龋坏、上下第一恒磨牙的位置关系,以及其前方第二乳磨牙的情况,包括是否有龋坏、松动度等。

> ➤ 提示:当第一恒磨牙异位萌出引起第二乳磨牙牙根吸收严重,牙髓受到外界感染时可出现牙髓或根尖周炎症状。对于正值第一恒磨牙萌出阶段的适龄儿童,要关注其是否存在异位萌出。对于已经出现第一恒磨牙异位萌出的患儿,要注意其对侧及对颌是否存在异位萌出。

(2)辅助检查:X 线检查是发现以及诊断第一恒磨牙异位萌出的必要手段。根尖片或者咬合翼片可判断第一恒磨牙是否存在异位萌出,全口曲面体层片以及头颅侧位片可了解全口情况并辅助治疗设计(图 1-1-29BC)。

3. 诊断 可逆型异位萌出的诊断主要依据 X 线片表现。不可逆型异位萌出可通过临床一般检查以及 X 线片综合判断。

4. 治疗

(1)治疗原则:对判断为可逆性异位萌出的牙齿,可观察其自行萌出,若至牙根发育Ⅷ期以后(或患儿 8 岁后)还不能顺利萌出,应重新评价其"可逆性"。

一旦确定为不可逆性萌出,应尽可能在第二乳磨牙间牙弓长度丧失之前进行干预治疗,治疗目的是诱导第一恒磨牙正常

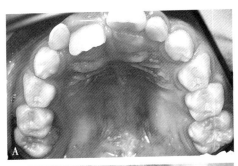

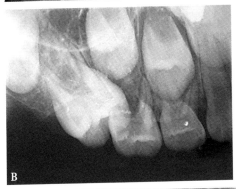

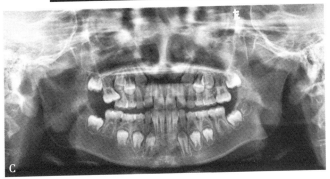

图 1-1-29 第一恒磨牙异位萌出

A. 右上第一恒磨牙牙冠近中倾斜,近中边缘嵴阻生于第二乳磨牙远中牙颈部以下 B. X 线片显示右上第二乳磨牙远中根牙颈部明显吸收,第一恒磨牙牙冠近中边缘嵴嵌入吸收区,诊断为:16 不可逆性异位萌出 C. 右侧上颌第一恒磨牙异位不可逆性萌出(曲面体层片)

萌出,避免牙弓长度减少并尽可能保留第二乳磨牙。对已导致第二乳磨牙早失、间隙严重丧失的病例,治疗应以获得丧失牙弓长度及获得良好的咬合关系为主,常需借助正畸治疗手段。

（2）治愈标准或疗效好转标准:

① 治愈:第一恒磨牙萌出,第二乳磨牙功能完好,无间隙丧失。

② 好转:第一恒磨牙萌出,第二乳磨牙早失或部分间隙丧失,但咬合关系基本满意。

③ 未愈:牙弓间隙丧失,咬合关系不满意,需进一步治疗。

（王郁　刘鹤）

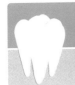

一、龋齿充填术

(一) 窝洞预备

1. 必要时局部麻醉,建议橡皮障隔湿操作。

2. 开扩洞口进入病变区:病变较为隐蔽的龋洞,应首先开扩洞口,使视野清楚,便于操作;

3. 去除腐质:用涡轮车针去除窝洞侧壁龋坏釉质至釉牙本质界,用慢速手机较大球钻或挖匙去除软化牙本质,深龋去腐时应避免意外露髓。

4. 制备固位形和抗力形:做必要的洞形预备以增加充填体的固位力和抗力,对牙髓治疗的牙齿,可通过垫底改善洞形。

5. 清理窝洞:彻底清洗窝洞,检查洞侧壁和洞底腐质是否去净,尤其注意釉牙本质界的腐质是否去净,是否有露髓孔。

(二) 窝洞充填

1. 玻璃离子水门汀充填(restoration with glass ionomercement)

(1) 适应证:

① 乳牙各类洞的充填。

② 恒牙的Ⅲ、Ⅴ类洞,未建秴的年轻恒牙Ⅰ类洞。

③ 龋病的控制:

A. 乳牙过渡性充填修复(interim therapeutic restorations, ITR):尤其适合于年龄小、不合作的患者或是患特殊疾病的患者,对于这类患者来说,传统的牙体预备和充填难以实施或是需要延期后再治疗。对于有多个开放性龋损的这类儿童,ITR可以作为最终永久充填之前控制龋病的一种方法。

B. 龋风险高的人群恒牙龋齿充填。

(2)操作要点:

① 清洁窝洞,隔湿。

② 洞深极近髓处应间接盖髓处理。

③ 充填材料:按说明书要求完成 GIC 调拌,工作时间内完成充填操作和基本修型,涂布凡士林类隔离剂。

④ 修型调𬌗抛光:原则上充填体调𬌗抛光应在 24 小时后进行,如果临床需要调𬌗修型则可在干燥情况下进行,之后再涂布隔离剂。

2. 光固化复合树脂充填(light cured composite resin restoration)

(1)适应证:各类龋洞。

(2)禁忌证:对粘接剂或树脂材料过敏的患者。

(3)操作要点:

① 清洁窝洞,隔湿。

② 对深层牙本质暴露处应行洞衬或垫底,对极近髓处需做间接盖髓处理。

③ 牙面处理和粘接:

A. 全酸蚀粘接系统:从釉质到牙本质涂布 35% 磷酸酸蚀 15~20 秒,若干燥隔湿欠佳时应适当延长酸蚀时间,用水彻底冲洗,棉球擦干牙面,轻吹使牙齿湿润而又无过多水分(湿粘接),用小毛刷均匀涂布粘接剂,吹薄后光照 10~20 秒。

B. 自酸蚀粘接系统(双组分,Clearfil SE bond):清洁隔湿窝洞后,涂布 1 液 20 秒,中等气流彻底吹干,再涂布 2 液,中等气流吹匀,光固化 10~20 秒。

C. 自酸蚀粘接系统(单组分,Clearfil S3 bond):清洁隔湿窝洞后,涂布 20 秒,用中强气流使粘接面彻底干燥 5 秒,光固化 10~20 秒。

④ 充填树脂:将材料分次填入窝洞,分层固化,每次光照 20 秒。

⑤ 修型,调𬌗,抛光:用咬合纸检查咬合情况,调磨高点,依次由粗到细打磨。

> ➢ 提示:前牙大面积缺损修复时可使用赛璐珞透明成形冠,帮助获得良好的外形和光洁度,减少口内操作时间。主要操作步骤如下(图 1-2-1~ 图 1-2-10):

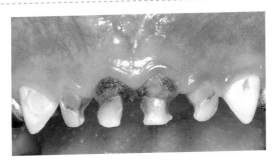

图 1-2-1 去腐前(唇侧观)

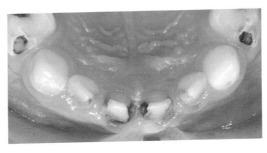

图 1-2-2 去腐前(舌侧观)

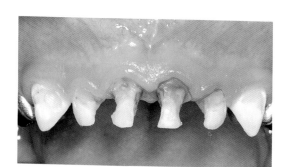

图 1-2-3 去腐后(唇侧观)

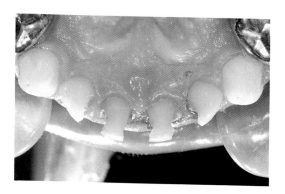

图 1-2-4 去腐后(舌侧观)

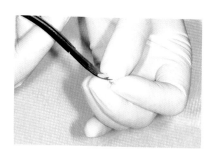

图 1-2-5 裁剪透明冠

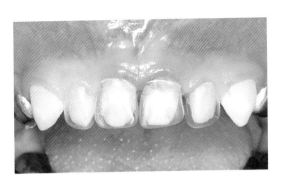

图 1-2-6　试冠（唇侧观）

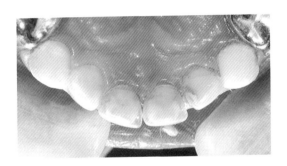

图 1-2-7　试冠（舌侧观）

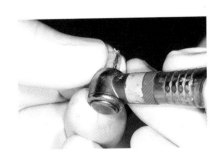

图 1-2-8　制作排溢孔

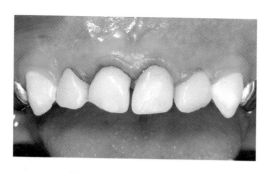

图 1-2-9 修复后(唇侧观)

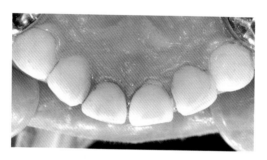

图 1-2-10 修复后(舌侧观)

— A. 常规去除腐质,并在接触点位置均匀磨除 0.5~1mm,使牙齿聚合度为 0°,形成刃状肩台,线角调整平滑;

— B. 近髓处常规护髓处理,建议使用全酸蚀粘接系统;

— C. 选择合适大小的透明冠试戴,用剪刀修剪颈缘,根据邻牙调整冠高度,并使冠边缘位于龈下 1mm;

— D. 用探针在冠的切角处制备排溢孔,选用适合颜色的树脂充填入透明冠内,使树脂充满牙冠的 2/3 左右;

— E. 戴入牙冠,排除气泡和颈缘处多余树脂,光固化树脂;

— F. 去除透明冠,检查咬合,打磨多余树脂飞边。

（三）术后医嘱

1. 当次术后医嘱　局部麻醉注射后的注意事项、可能的咬合不适应在 1~2 天内消除，如果出现严重咬合痛和自发痛，应及时就诊。口腔卫生宣教和复查时间。

2. 定期复查医嘱

（1）每 3~6 个月定期复查。对深龋极近髓做间接盖髓处理的患牙，应向家长强调预后出现牙髓炎的风险性，嘱 3 个月复查，检查充填体和牙髓活力状况，拍摄 X 线片，观察有无根尖病变、根内外吸收、牙本质桥形成和弥漫性牙髓改变等。

（2）在乳牙还要观察继承恒牙胚发育情况，在恒牙观察牙根继续发育情况。

（彭楚芳　秦满）

二、预防性树脂充填术（preventive resin restoration，PRR）

1. 适应证　磨牙窝沟点隙的局限性龋坏，其余窝沟深，有患龋倾向者。

2. 禁忌证　对树脂、粘接剂等材料过敏者。

3. 术式操作过程及注意事项（图 1-2-11）

（1）建议在橡皮障隔湿下操作，清洁牙面，去除窝沟内的菌斑、软垢；

（2）根据龋洞范围选择合适的钻针，去尽腐质，但不做预防性扩展，必要时在局麻下进行；

（3）达牙本质深层的窝洞用光固化氢氧化钙制剂或光固化 GIC 垫底；

（4）酸蚀牙面 15~20 秒（不能用探针探酸蚀过的牙面），高压水冲洗牙面；

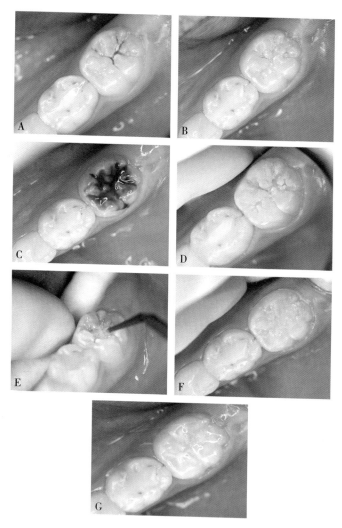

图 1-2-11 预防性树脂充填术

A.下颌第一恒磨牙窝沟浅龋 B.下颌第一恒磨牙窝沟浅龋去腐后 C.酸蚀 30 秒 D.干燥牙面 E.涂布粘接剂 F.树脂充填去腐后的窝洞 G.窝沟封闭剂涂布剩余的未患龋窝沟。调整咬合后完成预防性树脂充填

（5）隔湿下擦干牙面,去除多余的水分,轻吹 2~3 秒,窝洞内涂布粘接剂,轻吹匀,光固化 10 秒;

（6）窝洞宽度小于 1.5mm（No.2 round bar ISO 010#）时,使用流动树脂充填(注意要用探针引导出流动树脂中的气泡),窝洞宽度大于 1.5mm 时应使用光固化复合树脂充填窝洞,光固化 20 秒;

（7）再次吹干窝沟至呈白垩色,未充填窝沟涂布封闭剂,光固化 20 秒;

（8）调𬌗,磨光。

4. 术后医嘱

（1）当次术后医嘱:局部麻醉注射后的注意事项、可能的咬合不适应在 1~2 天内消除,如果出现严重咬合痛和自发痛,应及时就诊。口腔卫生宣教和复查时间。

（2）定期复查医嘱:每 6 个月定期复查,检查治疗体是否完整,是否有新发龋坏。

（朱俊霞　秦满）

三、磨牙金属预成冠修复术（preformed stainless steel crown for molars）

1. 适应证

（1）牙齿破坏较大,充填体难以获得抗力形和固位形的患牙多面龋坏（>2 面洞）。

（2）牙颈部龋蚀无法制备龈壁者,邻面龋不易恢复与邻牙接触关系者。

（3）牙冠形态不好（釉质发育不全、牙外伤冠折）。

（4）龋病活跃性强,易发生继发龋。

（5）间隙保持器中做固位体。

（6）牙髓治疗后。

2. (相对)禁忌证

（1）患儿不能配合治疗。

（2）磨牙牙体形态异常或缺损面积过大难于获得足够固位者。

（3）X线牙片显示乳磨牙牙根吸收超过一半者。

（4）对金属过敏的患者。

3. 治疗程序和技术要点

（1）术前检查：检查咬合情况，并局部麻醉。

（2）牙体预备（图1-2-12）：

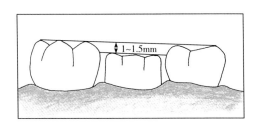

1~1.5mm

图 1-2-12　乳磨牙金属预成冠牙体预备要点模式图

① 建议牙体预备时使用橡皮障。

② 咬合面预备，根据牙齿外形及咬合，秴面预备 1~1.5mm。

③ 检查咬合，使用橡皮障时用邻牙做参考。

④ 近远中面预备，注意不要伤及邻牙，不要有悬突和台阶。

⑤ 颊舌侧不需预备，除非有明显的凸起可能干扰预成冠就位时。

⑥ 冠边缘应在龈下 1mm。

（3）选择牙冠：

① 用卡尺根据邻牙近远中接触点来测量，如邻牙缺失，可

根据对侧牙或 X 线片测量。

②冠的尺寸不宜偏大。

③注意不要占邻牙空间,邻接点面适当。

(4) 试戴牙冠:

①下颌从舌侧向颊侧试戴,上颌从颊侧向腭侧试戴,而不是垂直。

②就位时应发出"咔哒"声响。

③就位后如牙龈明显发白,则用铅笔在预成冠龈缘处划线,在线下方 1mm 外进行修整,直到预成冠对牙龈无压迫。

④检查咬合。

⑤用砂轮或剪子修整边缘。

⑥修整边缘后注意应当再次收紧,以获得良好固位。

⑦边缘磨薄,用橡皮轮抛光。

(5) 牙冠粘接:

①隔湿充分。

②酒精消毒预成冠。

③粘接后使用棉卷咬合固位待硬。

④清洁多余粘接剂,尤其是邻面(使用牙线清洁)。

4. 术后复查

(1) 术后 1 周复查牙冠固位及牙龈状况。

(2) 术后每半年复查一次,必要时拍根尖片观察根尖状态。

(赵双云)

四、间接牙髓治疗术(indirect pulp therapy)

1. 适应证

(1) 主诉没有自发痛、牙龈肿胀和牙齿松动。

(2) 临床检查显示牙齿有深龋洞,但无露髓孔、无叩痛和扪痛、无异常松动,牙龈无红肿、瘘管等表现,完全去除腐质可能造成乳牙和年轻恒牙牙髓暴露。

(3) 根尖片显示龋洞透影区达牙本质深 2/3 或近髓,根尖周组织没有异常。深龋近髓但无牙髓炎根尖周炎症状和体征,一次完全去尽腐质会导致年轻恒牙及乳磨牙牙髓暴露。

2. 禁忌证 不能排除牙髓或根尖周感染的患牙,无保留意义的患牙。

3. 操作要点(图 1-2-13)

(1) 局部麻醉下操作,建议使用橡皮障隔湿。

(2) 用高速金刚砂车针去除龋洞侧壁釉质和釉牙本质界下 0.5~1mm 处龋坏牙本质,再用低速手机球钻或挖匙去除龋洞中龋坏牙本质,注意保护髓角处的软化牙本质,直到判断进一步去腐可能露髓则不再去除,在髓壁保留探针轻划或稍用力可去除的软化贴壁但不漂浮的牙本质。操作中注意冷却,并避免用高压气枪强力吹干窝洞。

(3) 间接盖髓:将调匀的 GIC 或化学固化氢氧化钙制剂(如 Dycal®)+ 玻璃离子水门汀置于在近髓处。

(4) 光固化复合树脂或者耐磨性玻璃离子材料充填,修复牙体外形,调𬌗抛光。

(5) 建议使用预成冠修复。

4. 术后复查

(1) 术后 3 个月、6 个月、12 个月应进行临床和根尖片检查。

(2) 通过临床和 X 线片检查判断治疗是否成功,其标准为:①牙齿无自发痛、松动,牙龈肿胀等自觉症状;②临床检查无叩痛和扪痛,无牙龈红肿或瘘管,无异常动度;③在 X 线片上根尖和根间无透影区,根周膜没有增宽,牙根无病理性的内外吸收。对于年轻恒牙放射片上应有牙根继续发育的指征。

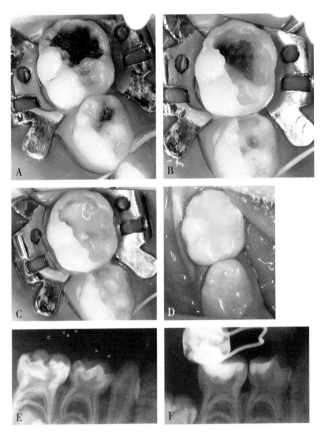

图 1-2-13 间接牙髓治疗术

A.下颌第二乳磨牙去腐前 B.下颌第二乳磨牙去腐后,在远中部近髓处保留部分软化牙本质,行间接牙髓治疗 C.下颌第二乳磨牙去腐后间接盖髓 D.下颌第二乳磨牙去腐后间接牙髓治疗修复后 E.术前 X 线片。右下第二乳磨牙深龋,根周组织无明显病变 F.术后 X 线片。右下第二乳磨牙间接牙髓治疗后根周组织无明显病变

5. 术后医嘱

(1) 当次术后医嘱:局部麻醉注射后的注意事项、可能出现术后反应和咬合不适,嘱如果出现严重咬合痛和自发痛,应及时就诊。口腔卫生宣教和复查时间。

(2) 定期复查医嘱:

① 除常规临床检查外,术后 3 个月、6 个月、12 个月应拍摄根尖片,通过 X 线片观察修复性牙本质形成和牙根继续发育的情况。当根尖片上观察到连续的有一定厚度的修复性牙本质形成时(与间接牙髓治疗术后根尖片对比),可打开窝洞进行二次去腐,此操作常在前次治疗后 6 个月进行。

② 二次去净腐后,再次进行间接盖髓,在上方选用适当的材料进行永久充填。

> ➤ 提示:乳牙间接牙髓治疗一般不考虑二次去腐。恒牙是否打开窝洞进行二次治疗需要综合考虑以下因素后决定:保留软化牙本质的量,观察期内患儿的自觉症状,X 线片上是否有继发牙本质形成,年轻恒牙牙根是否继续发育,牙根发育是否完成,充填体质量等。

(杨杰　彭楚芳)

五、牙髓切断术(pulpotomy)

(一)牙髓切断术(pulpotomy)

1. 适应证

(1) 深龋治疗时意外露髓。

(2) 外伤冠折露髓 24 小时内(在年轻恒牙可根据露髓孔的污染程度、牙根发育程度适当延长)。

(3) 早期牙髓炎,判断指征为:

① 无自发痛史;

② 临床检查无松动、叩痛、牙龈无红肿和瘘管;

③ 深龋去净腐质露髓或去净腐质极近髓;

④ X 线片无异常。

2. 禁忌证　牙髓感染不仅限于冠髓,已侵犯根髓,形成慢性弥漫性炎症,甚至侵犯牙根周围组织。

3. 操作要点(图 1-2-14)

(1) 局部麻醉;

(2) 应在橡皮障隔湿下操作,对于前牙缺损达龈下或极度松动时,可在棉卷严密隔湿下进行;

(3) 去净洞壁腐质和大部分洞底腐质,制备必要的洞形;

(4) 术者换手套,更换新的无菌机头,开启"手术包";

(5) 用"揭盖法"揭去髓顶,操作中注意冷却降温,尽量减少对牙髓的刺激,充分暴露髓室,观察冠髓的形态、出血的量及颜色,用锐利挖匙挖去或球钻磨去冠髓,大量生理盐水充分冲洗髓室,去除牙本质碎屑和牙髓残片等碎屑,小棉球轻压充分止血;

(6) 结合上述操作,再次评价牙髓状态;

(7) 将新鲜调制的 MTA 或氢氧化钙等制剂覆盖于根管口牙髓断面,盖髓剂厚度约 2mm,轻压使之与根髓断面贴合紧密,上方放置氧化锌水门汀(MTA 盖髓时可免去此步骤),光固化 GIC 垫底;

> ➤ 提示:使用 MTA 进行牙髓切断后有可能导致牙齿变色,在治疗前应该向家长充分说明,征得其同意后再进行治疗。MTA 在前牙区要慎用。MTA 放置位置应在釉牙骨质界之下,在髓腔壁涂布树脂粘接剂,在一定程度上减轻牙齿变色。

(8) GIC 或光固化复合树脂修复,恢复牙齿形态,建议预成冠修复。

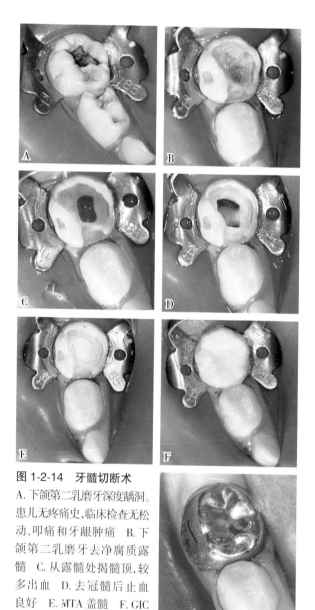

图 1-2-14　牙髓切断术
A.下颌第二乳磨牙深度龋洞。患儿无疼痛史,临床检查无松动、叩痛和牙龈肿痛　B.下颌第二乳磨牙去净腐质露髓　C.从露髓处揭髓顶,较多出血　D.去冠髓后止血良好　E.MTA 盖髓　F. GIC 充填　G.金属预成冠修复

4. 操作注意事项

（1）手术过程中注意无菌操作，要做到有效隔湿，保证药剂及器械均为无菌。

（2）打开髓室后直视观察冠髓状况，再次确认牙髓的炎症范围，以做出正确的诊断，如果去净冠髓后出血量大，且不易止血，说明牙髓感染不仅限于冠髓，根髓已受感染，不再是牙髓切断术的适应证，应改行牙髓摘除术。

（3）去除冠髓时器械要锋利，动作要轻柔，避免损伤剩余牙髓及牵拉根髓。

（4）为减少对牙髓的刺激并杜绝高压气枪管道来源的感染，术中不能使用三用枪进行冲洗、吹干。

（5）止血后在牙髓断面未形成血凝块之前立即覆盖盖髓剂，轻压盖髓剂的动作要轻柔使之与根髓断面表面紧密贴合，而不要加压以免盖髓剂渗入根髓内。

（6）预防微渗漏是牙髓切断术成功的重要保障，预成冠是后牙修复的最佳修复方法。

5. 术后医嘱

（1）当次术后医嘱：局部麻醉注射后的注意事项、可能的咬合不适应在1~2天内消除，如果出现严重咬合痛和自发痛，应及时就诊。口腔卫生宣教和复查时间。若治疗失败及时改做牙髓摘除术。

（2）定期复查医嘱：

① 每3~6个月定期复查，检查充填体和牙髓活力状况，拍摄X线片观察有无根尖病变、根内外吸收、牙本质桥形成和弥漫性牙髓改变等。

② 在乳牙观察继承恒牙胚发育情况，在恒牙观察牙根继续发育情况。

③ 年轻恒牙待牙根发育完成后,可根据是否需要桩冠修复、牙本质桥厚度、髓腔形态等因素,决定是否改做根管充填术。

(二)部分牙髓切断术(partial pulpotomy)

部分牙髓切断术是牙髓切断术的一种特殊类型,主要用于牙髓感染较轻的年轻恒牙。

1. 适应证

(1) 牙外伤露髓孔小于 2mm、时间短于 24 小时且污染较轻的年轻恒牙。

(2) 龋患牙无不适主诉、检查无牙髓异常指征,去腐净后针尖大小露髓孔(<2mm),无出血的年轻恒牙。

2. 操作要点(图 1-2-15)

(1) 基本操作同牙髓切断术,但去除牙髓程度有所不同。

(2) 无菌球钻去除露髓孔下方 1~3mm 冠髓组织,大量生理盐水充分冲洗牙髓断面,去除牙本质碎屑和牙髓残片等碎屑,小棉球轻压 1~2 分钟可充分止血。

(3) 余下操作同牙髓切断术。

3. 术后医嘱同牙髓切断术。

(三)部分根髓切断术[partial root pulpotomy,即牙根形成术(apexogenesis)]

部分根髓切断术是牙髓切断术的另一种特殊类型,是牙髓切断术的延伸,当年轻恒牙部分根髓受到感染,根尖牙髓和牙乳头组织基本正常时,清除部分根髓,可使牙根按生理性的牙根尖形态继续发育。

1. 适应证　部分根髓受到感染,而根尖牙髓和牙乳头组织基本正常的年轻恒牙。

2. 操作要点

(1) 基本操作同牙髓切断术,但去除牙髓程度有所不同。

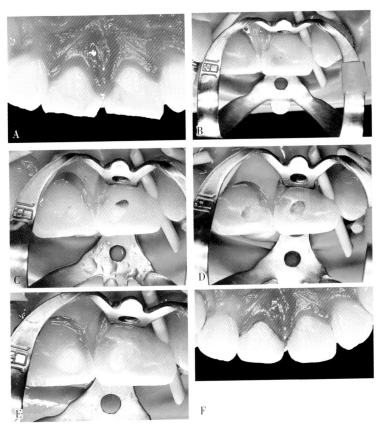

图 1-2-15　部分牙髓切断术

A. 上中切牙冠折,近中舌侧髓角露髓　B. 局部麻醉后上橡皮障　C. 去除露髓孔周围 2~3mm 范围冠髓,止血良好　D. 放置氢氧化钙盖髓剂　E. 光固化玻璃离子水门汀垫底　F. 光固化复合树脂修复

（2）在去除冠髓后,长柄球钻进入根管内去除炎症根髓,大量生理盐水反复冲洗根管,用消毒棉捻干燥根管,充分止血。

（3）用螺旋输送器将氢氧化钙制剂导入根管。

（4）余下操作同牙髓切断术。

3. 操作注意事项 基本与牙髓切断术相同,同时应注意:

(1) 判断炎症与正常根髓的分界线对于牙根形成术是至关重要的,可以通过观察去除掉一定根髓组织后的根髓出血量及颜色来判断,正常根髓出血量少,颜色应为鲜红,且易止血。

(2) 止血后在牙髓断面未形成血凝块之前立即覆盖盖髓剂,轻压盖髓剂的动作要轻柔使之与根髓断面表面紧密贴合,而不要加压以免将盖髓剂渗入根髓内。

4. 术后医嘱 同牙髓切断术。

(周琼 陈洁)

六、乳牙牙髓摘除术(pulpectomy of primary tooth)

乳牙牙髓摘除术是乳牙牙髓治疗的重要方法,也是保留牙齿的最后治疗手段。

1. 禁忌证

(1) 剩余牙体组织过少无法修复。

(2) 髓室底穿孔。

(3) 乳牙牙根吸收大于 1/3,多根乳牙 1 个以上牙根吸收大于 1/3。

(4) 根尖病变累及恒牙胚(恒牙胚上方硬骨板破坏)。

(5) 根尖囊肿、根尖肉芽肿等。

2. 操作要点

> ➤ 提示:乳牙根管治疗的疗程可根据牙髓感染情况和患儿合作程度分 1~3 次完成。
>
> —— 牙髓感染轻者(诊断为慢性牙髓炎且拔髓成形易止血)且可在橡皮障下使用 1%~1.5% 次氯酸钠冲洗根管预备者可 1 次完成根管治疗;

— 根管感染严重的慢性牙髓炎和根尖周炎,或儿童不能耐受长时间操作者,应 2 次完成根管治疗,即封根管消毒药物 7~14 天;

— 对急性根尖周炎和急性牙槽脓肿者,应分 3 次完成根管治疗,即①在拔髓和根管初预备后开放 3 天左右;②根管消毒(氢氧化钙制剂等)7~14 天后;③根管充填。

(1) 注射局部麻醉剂后确认牙髓麻醉效果。

(2) 应在橡皮障隔湿下操作;对于前牙缺损达龈下或极度松动时,可在棉卷严密隔湿下进行。

(3) 去净腐质,制备必要的洞形,揭净髓室顶。

(4) 去除冠髓,注意去除髓角处残髓。

(5) 探查根管,确定根管数目,拔髓,药物冲洗根管(牙根无吸收的患牙,拔净根髓后,根管口应无活动性出血)。

(6) 确定工作长度:根据 X 线片(根尖上方 2mm 为参考点)及手感确定。

(7) 配合根管冲洗药物,机械预备至 35#~40#,对粗大根管可使用加粗锉预备,但应避免过度预备根管,防止侧穿和牙根折断。

(8) 灭菌棉捻擦干根管,封入根管消毒药物、棉球上放置氧化锌水门汀暂封,对固位差的洞形或不合作患儿应增加使用 GIC 用来暂封。

(9) 对已消毒的根管再次药物冲洗,擦干根管,导入根管充填糊剂。

① 加压注射法:用根管内注射器伸入根管内距根尖 2mm 左右处,把根充材料加压注入根管的同时逐渐后退至根管口。

② 螺旋输送器法:把蘸有根充糊剂的螺旋输送器针送入根管内至距根尖 2mm 左右处,开启输送器并逐步退出根管,重

复这一步骤直至根管口处糊剂充满。注意输送方向,避免器械折断。

（10）清除髓腔内多余的根充糊剂,用少量氧化锌水门汀封闭根管口(可用小棉球向根管口轻压)。

（11）一般应拍摄 X 线片。

（12）清除髓腔内多余暂封剂,GIC 垫底,修整垫底物以获得良好的固位形和抗力形。

（13）GIC 或光固化复合树脂修复,恢复牙齿形态,建议使用预成冠修复(特别是第二乳磨牙)。

3. 操作注意事项

（1）乳牙根管系统复杂,上颌乳磨牙 MB_2,下颌第一乳磨牙近中双根管都是比较常见的,应给予注意,避免遗漏根管。

（2）拔净根髓后,如仍有大量血性渗出,则提示根尖炎症和根尖有吸收。

（3）根管冲洗过程中注意保护口腔黏膜。

（4）因儿童开口度和自控能力有限,慎用机用旋转扩根器和扩孔钻。

4. 术后医嘱

（1）当次术后医嘱:局部麻醉注射后的注意事项、可能出现术后反应和咬合不适,嘱如果出现严重咬合痛和自发痛,应及时就诊。口腔卫生宣教和复查时间。

（2）定期复查医嘱:

① 每 3~6 个月定期复查,检查充填体,拍摄 X 线片观察有无根尖病变、或原有根尖病变的变化,根吸收情况。

② 观察继承恒牙胚发育情况。

（吴南）

七、带环丝圈式间隙保持器（band and loop space maintainer）

1. 适应证 一个象限内非游离端单个乳磨牙、单个恒前磨牙或磨牙早失，需要维持间隙，且邻牙无松动，没有龋坏或龋坏、牙髓病变已进行完善治疗者。

2. 操作过程（图 1-2-16）

（1）第一次：

① 根据基牙的大小选择合适的带环，标准是带环可以顺利戴到牙冠上，无明显松动，带环与牙冠之间密合；

② 用低速金刚砂车针初步调整带环𬌗龈向的高度，至不影响咬合，龈方对牙龈无明显压迫变白；

③ 使用带环推子等工具调整带环的形态，使之尽可能与牙冠密合；

④ 取参考印模：首先将调整好的带环戴入就位，取单侧牙列印模，要求包括缺隙前后 2 个基牙；

⑤ 取工作印模：取下带环，再次取单侧牙列印模，要求包括缺隙前后 2 个基牙；

⑥ 送技工室加工。

（2）第二次：

① 试戴丝圈式间隙保持器，调整保持器至带环对基牙牙龈没有压迫，带环以及焊接部位对咬合没有干扰，钢丝抵住近中基牙远中面外形高点下方；

② 清洁基牙的牙面和带环，用棉卷隔湿；

③ 将玻璃离子粘接剂涂布于保持器带环内侧，放到基牙上，可用带环推子将其就位，检查咬合和就位情况；

④ 使用探针或挖匙将带环下方的牙龈轻轻推开，防止对牙

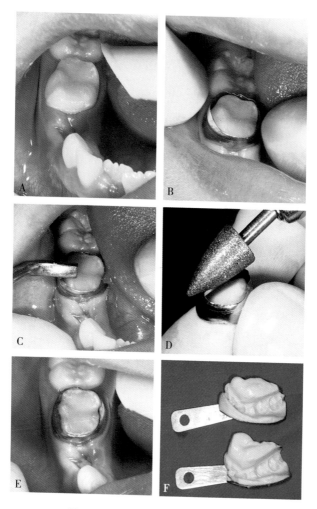

图 1-2-16　带环丝圈式间隙保持器
A. 右下第一乳磨牙早失　B. 初步选择匹配带环,试戴　C. 使用带环推使带环与牙面贴合　D. 使用金刚砂车针调磨带环高度　E. 带环与牙面贴合,带环合适　F. 制取两副印模(佩戴带环和非佩戴带环)

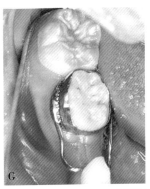

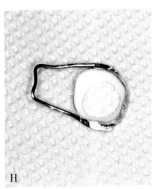

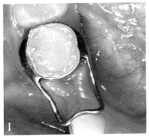

图 1-2-16（续）

G. 制作完成的带环丝圈式
保持器，试戴　H. 试戴合适
后，使用粘冠用 GIC 粘接保
持器　I. 带环丝圈式保持器
完成后

龈的压迫，并在玻璃离子粘接剂完全硬固前，清除多余粘接剂。

3. **注意事项**

（1）试带环的过程中要注意使用手指托住带环，以防止带
环滑脱引起误吞或误吸。

（2）使用推子的过程中要用手指保护软组织，支点要稳固，
防止损伤口腔黏膜。

（3）仔细检查带环，调磨至无咬合干扰，对调磨较多的保持
器重新抛光。

4. **术后医嘱**

（1）当次术后医嘱：带入丝圈式间隙保持器之后 24 小时内，
勿用该侧咀嚼。口腔卫生宣教（保持器部位更应仔细刷牙），保

持器使用注意事项(勿用该侧咀嚼过硬过黏食物,以防止丝圈或带环松动和断裂)和复查时间。嘱保持器若有脱落,应保存好并及时就诊。

(2) 定期复查医嘱:

① 每6个月定期复查,检查间隙保持器是否稳固,钢丝是否对牙龈产生压迫,带环和钢丝是否完好。

② 如果使用期间发现任何异常,如带环松动、断裂、变位等,应当及时就诊。

③ 如果乳牙早失部位有恒牙萌出或保持器基牙松动时,应摘除丝圈式间隙保持器并酌情处理。

(李静)

八、根尖诱导成形术(apexification)

1. 适应证

(1) 牙髓感染波及根髓,不能保留牙髓的年轻恒牙;

(2) 出现牙髓坏死或者根尖周病变的年轻恒牙。

2. 操作要点　术前拍摄平行投照根尖片:记录牙根发育状态、根尖病变情况和根管形态。

(1) 对于冠髓已坏死且部分根髓也坏死的牙齿,可先行探查根管,确定残留活髓位置;必要时再注射局部麻醉剂。

(2) 应在橡皮障隔湿下操作;外伤缺损达龈下或松动牙,可在棉卷严密隔湿下进行。

(3) 去净腐质,制备必要的洞形,揭净髓室顶,充分暴露根管口,使根管器械能顺利进入根管。

(4) 探查根管,确定根管数目,根据残留活髓位置和X线片(根尖上方2~3mm 为参考点)确定工作长度,必要时可插诊断丝辅助确定。

（5）拔髓,配合根管冲洗药物,预备根管,对粗大根管可使用加粗锉预备,但应避免过度预备根管,防止侧穿。

（6）对于感染严重的根管,推荐根管超声仪洗涤根管,超声工作头深度应在工作长度后退 2~3mm 处,每 10 秒间歇一次,使用总共不超过 6 次。

（7）灭菌棉捻擦干根管,封入根管消毒药物（如:氢氧化钙糊剂）、棉球上放置氧化锌水门汀剂暂封 1~2 周。

（8）复诊时对已消毒的根管取出封药,再次药物冲洗,擦干根管,导入根尖诱导成形药物（如,Vitapex）。

① 注射法:用根管内注射器伸入根管,在工作长度后退 2mm 左右处,把根充材料加压注入根管的同时逐渐后退至根管口。

② 螺旋输送器法:把沾有根充糊剂的螺旋输送器针送入根管内,在工作长度后退 2mm 左右处,开启输送器并逐步退出根管,重复该步骤直至根管口处糊剂充满。

（9）清除髓腔内多余的根充糊剂,氧化锌水门汀封闭根管口。

（10）拍摄 X 线片,确认根管充填效果。

（11）清除髓腔内多余暂封剂,GIC 垫底,修整洞形以获得良好的固位形和抗力形;GIC 或光固化复合树脂修复,恢复牙齿形态并防止牙齿劈裂。

（12）每 3~6 个月换药,直到放射片上根尖病变愈合,根尖孔封闭,临床探查到根尖有硬组织屏障形成,改用永久性根充材料,封闭牙根。

3. **注意事项**

（1）根尖诱导成形术的第一疗程根据牙髓感染情况分次完成:

① 诊断为慢性牙髓炎和慢性根尖周炎的患牙可分 2 次完成。

② 对急性根尖周炎和急性牙槽脓肿者分 3 次完成。可在

拔髓和根管初步预备后开放引流 2~3 天左右,必要时全身使用抗生素。根管消毒 7~14 天后充填根管。

③ 对于根尖严重感染者,可根据患者情况,增加 1~2 次根管消毒。

(2) 第一疗程后的根管换药:

① 根管充入的药物与组织炎性渗出物和细菌产物接触,使接触面上的药物变性,效价降低,X 线片上即使原有根充物没有明显吸收也要定期更换。

② 更换时去除根管内原有充填物,推荐超声洗涤根管。

③ 探查根管是否有生活组织和新生硬组织屏障形成,根据 X 线片上原有根尖病变是否愈合,决定是否保留新生硬组织屏障。

④ 根据根尖生活组织位置和新生硬组织屏障情况重新确定工作长度,再次充填根管。

(3) 对于根管粗大,根壁薄的牙齿,可酌情用树脂或 GIC 材料充填根管以增加根管强度。

4. 术后医嘱

(1) 当次术后医嘱:局部麻醉注射后的注意事项、可能出现的术后反应和咬合不适,嘱如出现严重咬合痛和自发痛,应及时就诊。口腔卫生宣教和复查时间。

(2) 复查医嘱:完整根尖诱导成形术的疗程依据患牙的发育程度和残留根尖牙髓、牙乳头的健康程度不同存在很大差别。应每 3~6 个月进行复查。一般来说,术前牙髓感染越重,首次复查间隔的时间应越短。

(3) 复查时除了常规临床检查外,应拍摄 X 线片,观察根尖病变的变化,根管内充填药物是否吸收,牙根是否继续发育,是否有根尖硬组织屏障形成等。

(杨媛 彭楚芳)

九、MTA 根尖封闭术（MTA apical barrier technique）

1. 适应证

（1）牙髓感染波及根髓，不能保留牙髓的年轻恒牙；

（2）出现牙髓坏死或者根尖周病变的年轻恒牙。

2. 操作要点（图 1-2-17）

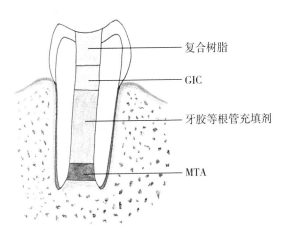

复合树脂

GIC

牙胶等根管充填剂

MTA

图 1-2-17　MTA 根尖封闭术模式图

（1）术前拍摄平行投照根尖片：记录牙根发育状态、根尖病变情况和根管形态。

（2）局部麻醉下橡皮障隔湿下操作，对缺损大的牙齿可做假壁后再上橡皮障。

（3）去净腐质，制备必要的洞形，揭净髓室顶，充分暴露根管口，使根管器械能顺利进入根管。

（4）探查根管，确定根管数目，初步确定工作长度，插诊断丝明确工作长度。

（5）配合根管冲洗药物（推荐使用 1%~1.5% 次氯酸钠 20ml/

根),去除坏死牙髓组织,预备根管,对粗大根管可使用加粗锉预备,但应避免过度预备根管,防止侧穿。

(6) 对于感染严重的根管,推荐根管超声仪洗涤根管,超声工作头深度应在工作长度后退 2~3mm 处,每 10 秒间歇一次,使用总共不超过 6 次。

(7) 灭菌棉捻擦干根管,封入根管消毒药物(如氢氧化钙糊剂等),放置氧化锌水门汀剂,对固位差的洞形应增加使用 GIC 暂封。

(8) 复诊时临床症状改善,没有明显根尖周炎体征后,去除暂封物,取出根管暂封药物,荡洗根管,在显微镜下,纸捻擦干根管,检查根尖无明显渗出,根壁清洁时,根据诊断丝确定的工作长度在垂直加压器上做出标记,用输送器把 MTA 输送至根管内,用垂直加压器送至根尖部压实,测量根尖 MTA 放置厚度达到 4mm 以上,放置湿润的棉捻在根管中,氧化锌水门汀暂封。拍摄 X 线片,确认 MTA 放置位置和厚度是否合适,三维是否密实。

(9) 1 日后再次就诊打开根管,取出棉捻,探查根尖封闭坚硬后,用永久性根充材料充填上部根管。光固化复合树脂修复,恢复牙齿形态并防止牙齿劈裂。

3. 注意事项

(1) MTA 根尖封闭术应在消除根尖感染后进行。

> ➢ 提示:
>
> —— 在第一次根管消毒封药后,如果患牙根尖炎症症状没有完全消除,应重复根管消毒和封药步骤,直至根尖炎症体征消除之后,方可施行 MTA 根尖封闭。
>
> —— 对急性根尖周炎和急性牙槽脓肿体征重者,可先行拔髓和根管初步预备,开放引流 2~3 天左右,必要时全身使用抗生素。
>
> —— 无论是局部使用还是全身使用抗生素,都应注意过敏问题。

—— 由于三联抗生素合剂可造成牙齿变色,在前牙使用时应特别慎重。如果必须使用,药物放置位置应位于釉牙骨质界之下,可用树脂粘接剂处理髓腔壁,在一定程度上预防牙齿变色。

(2) 对于根管粗大,根壁薄的牙齿,可直接用 MTA 充填根管,或用树脂充填根管。

4. 术后医嘱

(1) 局部注射麻醉药后应嘱患者相关注意事项、可能出现的术后反应和咬合不适,嘱患者如出现严重咬合痛和自发痛,应及时就诊。口腔卫生宣教和复查时间。

(2) 复查时除了常规临床检查外,应拍摄 X 线片,观察根尖病变的变化,牙根是否继续发育等。如果治疗失败,可考虑根尖手术。

(彭楚芳)

十、牙髓血运重建术(pulp revascularization)

1. 适应证 牙髓坏死或根尖周病变的年轻恒牙,且根尖孔开放呈喇叭口状或根管呈平行型。

➤ 提示:有可能需要桩核修复的牙齿要慎重。在选择根管消毒剂时需考虑患者是否对抗菌素过敏。对使用三联抗生素合剂和 MTA 材料可能导致的牙齿变色,应术前向患者特别提示。

2. 操作要点(图 1-2-18) 术前拍摄平行投照根尖片:记录牙根发育状态、根尖病变情况和根管形态;主要操作与 MTA 根尖封闭术相似,区别在于:

(1) 不刻意拔髓和根管机械预备:对有急性炎症的患牙应先做应急处理,进行开放引流 2~3 天左右,待急性炎症消退后进行根管消毒。

（2）根管消毒：

① 按需可行局部麻醉，橡皮障隔湿下进入根管，1%~1.5%（20ml/根，5分钟）次氯酸钠荡洗浸泡根管，但不要加压冲洗，注意避免消毒药物溢出根尖孔；

② 然后20ml生理盐水放于距根尖1mm处冲洗5分钟，消毒棉捻擦干根管；

③ 将三联抗生素合剂（环丙沙星、甲硝唑和米诺四环素粉按照1∶1∶1的比例，用灭菌蒸馏水调制成抗生素糊剂），或者是氢氧化钙糊剂，用螺旋输送器导入根管，根管口上方覆盖无菌小棉球，氧化锌水门汀剂+GIC暂封窝洞；

④ 1~4周后复诊，患牙根尖炎症症状没有完全消除，应重复根管消毒和封药步骤，直至根尖炎症体征消除。

（3）根管内形成血凝块：

① 复诊时临床检查无阳性体征时，进行下一步操作。用不含肾上腺素的局麻药（如2%利多卡因或3%甲哌卡因）进行麻醉，橡皮障下再次打开髓腔，20ml 17%EDTA冲洗根管，消毒棉捻擦干根管。

② 根据术前X线片确定的牙根长度，用无菌40#根管锉超出根尖3~4mm刺破根尖组织出血，使血液溢到釉牙骨质界下方约4mm左右处，止血后为盖髓剂预留出3~4mm空间，在其上方轻柔放置MTA材料2~3mm，MTA放置不应超过釉牙骨质下方1~2mm（推荐在显微镜下操作）。

③ 最后在MTA的上方放置湿棉球，用氧化锌水门汀+GIC暂封。

（4）冠方严密封闭：1天后，去除上方的暂封材料，检查MTA完全硬固，用GIC垫底，常规进行树脂的充填修复。

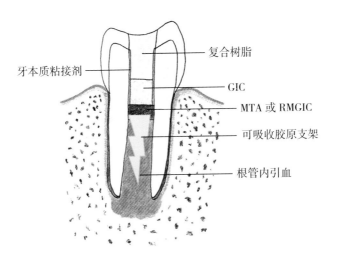

图 1-2-18 牙髓血运重建术模式图

3. 注意事项

(1) 牙髓血运重建术必须在消除根尖感染后进行：

> ➤ 提示：

　　—— 在第一次根管消毒封药后，如果患牙根尖炎症症状没有完全消除，应重复根管消毒和封药步骤，直至根尖炎症体征消除之后，方可施行刺破根尖组织引血的步骤。

　　—— 对急性根尖周炎和急性牙槽脓肿体征重者，可先行拔髓和根管初步预备，开放引流 2~3 天左右，必要时全身使用抗生素。

　　—— 无论是局部使用还是全身使用抗生素，都应注意过敏问题。

　　—— 由于三联抗生素合剂和 MTA 可造成牙齿变色，在前牙使用时应特别慎重。必须使用时，药物放置位置应位于釉牙骨质界之下 1~2mm，可在髓腔壁涂布树脂粘接剂，在一定程度上预防牙齿变色。另外,GIC 可代替 MTA 封闭根管口,避免牙齿变色。

（2）对于刺破根尖组织后引血少时,最好在根管内放置可吸收支架材料后（如：胶原蛋白等）,再放置 MTA,可避免 MTA 掉到根尖孔外,形成异物。以上操作建议在显微镜下完成。

4. 术后医嘱

（1）当次术后医嘱：局部麻醉注射后的注意事项、可能出现术后反应以及患牙,嘱如果出现严重咬合痛和自发痛,应及时就诊。进行口腔卫生宣教和复查时间的告知。

（2）每 3~6 个月进行复查。观察有无临床症状,拍摄根尖片观察牙根发育状态和根尖病变恢复情况。温度测验和电活力测试检查牙髓活力。

（3）当 X 线片显示牙根发育完成,根尖孔闭合,提示牙髓血运重建治疗成功。但仍建议每半年的定期复查,如果出现牙髓症状或再次出现根尖周感染,需进行根管治疗术。

（4）如果治疗中临床症状持续或者再次出现临床症状,术后 3 个月后 X 线片显示根尖病变持续,牙根没有继续发育,提示牙髓血运重建治疗失败,建议改行根尖诱导成形术。

（杨媛 彭楚芳）

十一、外伤牙再植术（traumatized tooth replantation）

1. 适应证 恒牙全脱出,牙离体时间短于 60 分钟。在生理介质中保存者可适当放宽时间。

2. 离体牙处理 用手或上前牙钳夹住牙冠,用生理盐水冲洗牙根表面的污染物,如果污物附着在根面上不易冲洗掉,可用小棉球蘸生理盐水小心轻柔地把污物蘸掉,注意不要损伤牙周膜。把清洗干净的牙齿放在生理盐水,最好是 Hanks 平衡盐溶液(HBSS)中待用。

3. 再植步骤

(1) 局部麻醉下,用镊子小心清理牙槽窝内的血凝块,但不要搔刮牙槽窝,以免损伤牙槽窝内残存的牙周膜。并用生理盐水冲洗牙槽窝。如果存在牙槽窝骨折并移位,可轻柔手法复位。

(2) 手持离体牙冠部,用最小的力把患牙放回牙槽窝,主要防止对牙髓和牙周膜造成进一步损伤。如果遇到阻力,应将牙齿放回生理盐水中,检查牙槽窝是否有骨折。如果发现折断骨片阻碍牙齿复位,可用插入平头器械(如直牙挺)复位骨片并修整牙槽窝形态,然后再植入患牙。

(3) 使用钢丝(0.25mm 或 0.2mm 正畸结扎丝,对折 3~4 股拧成 1 股,按照牙弓形态制成弓丝)+ 树脂弹性固定。原则上固定单元为 2 个健康邻牙对应一个再植牙。健康邻牙为乳牙时,应增加基牙数目。固定时间不超过 2 周。

(4) 对严重牙龈撕裂者应采取缝合,并加牙周塞治剂保护牙龈,防止因口腔清洁不好导致的牙龈炎症。给予 0.1% 氯己定漱口液含漱,每日 3 次,嘱维护好口腔卫生。

> ➤ 提示:

　　—— 牙齿复位后应检查正中𬌗有否早接触,对于正中𬌗存在明显早接触者需使用全牙列𬌗垫。

　　—— 急诊条件下,可使用釉质粘接材料暂时固定。如外伤牙的邻牙还未萌出、或松动甚至脱落,也可在局麻下用缝线从腭侧穿龈经过患牙切缘与唇侧牙龈缝合固定。之后,转到门诊寻求其他方法固定。

4. 抗生素与破伤风抗毒素

(1) 常规全身使用抗生素 1 周。四环素是首选药物;但 12 岁以下儿童避免使用。可选用阿莫西林、苯氧甲基青霉素代替。

（2）牙齿被土壤等严重污染时,应注射破伤风抗毒素。

5. 再植牙的牙髓处理

（1）牙根未发育完成的全脱出牙若能够迅速再植,可能有牙髓血运重建的机会,可密切观察牙髓的活力。

（2）一般来说,牙根尖宽度小于 2mm 时,在拆除固定前进行牙髓摘除术。

（3）为预防牙根吸收,即使是牙根完全形成的再植牙齿,氢氧化钙制剂也是首选的根管充填材料。

6. 术后医嘱 对再植牙应进行长期观察,通过拍 X 线牙片和临床检查,观察牙齿预后,一般第 1 个月内应 1~2 周复查 1 次,半年内应 2~3 个月进行复查。根据牙根情况,适时更换根充药物。半年后应每 3~6 个月根据情况进行复查。

> ➢ 提示:关于延迟再植(delayed replantation)
>
> —— 延迟再植是指恒牙全脱出,牙离体时间超过 60 分钟,且未在生理介质中保存者。当牙槽窝壁骨折变形,再植牙无法复位,或牙槽窝骨壁缺损时,不建议行延迟再植术。
>
> —— 离体牙在植回牙槽窝前需进行处理:用手或上前牙钳夹住牙冠,用生理盐水冲洗牙根表面的污染物,用纱布初步擦除根表面坏死牙周膜。开髓拔髓,1%~1.5% 次氯酸钠冲洗根管,根管预备至 40# 根管锉。将离体牙浸泡在 1%~1.5% 次氯酸钠中 20~30 分钟,取出后用大量生理盐水冲洗。擦干牙齿和根管,用氢氧化钙制剂严密充填根管,常规光固化复合树脂或 GIC 封闭开髓口。用 2%NaF 或其他局部用氟化物制剂处理根面 20 分钟左右;
>
> —— 植入前要对牙槽窝处理:局部麻醉下,用镊子在生理盐水冲洗下清理牙槽窝内的血凝块,至有新鲜出血;
>
> —— 植入后固定方法同一般再植术,但固定时间较一般

再植术长,一般固定时间不超过 4 周;

　　—— 延迟再植是过渡性治疗,对再植牙应进行长期观察,通过拍 X 线片和临床检查,观察牙齿预后,一般第 1 个月内应 1~2 周复查 1 次,半年内应 2~3 个月进行复查。根据牙根情况,适时更换根充药物。半年后应每 3~6 个月根据情况进行复查。如果出现严重牙齿固连,影响局部颌骨发育,可行截冠术或及时拔除患牙,并使用功能性保持器维持牙齿三维间隙。

(秦满)

第二篇

儿童口腔科临床护理常规

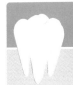

第一章

一般护理常规

一、诊疗前后的护理工作

（一）开诊前准备

1. 早班护士准时整装上岗，开窗通风。

2. 清点并记录诊室器械基数。

3. 打开综合治疗椅及治疗仪器的开关，确认仪器设备处于正常工作状态。

4. 清洁整理治疗台及摆放的药瓶，及时添加补充药品。

5. 合理摆放治疗台面上的物品，包括敷料盒、钻针盒、检查器、器械包、强（弱）吸管、口杯、牙科手机、三用枪头、隔离薄膜、一次性光固化灯套。

6. 按规定定期更换镊子罐、酒精罐、技工钳储存盒，并注明开始使用的日期。

7. 补充诊室中常用物品，保证当日门诊使用。

（二）接诊前后的护理

1. 初诊患儿就诊流程

（1）患儿进入诊室，引导其坐于治疗椅上，为患儿系上胸巾。必要时为患儿戴上防护镜，涂抹医用凡士林油滋润嘴唇；将可能污染的治疗区域粘贴隔离薄膜；为患儿准备漱口水。

（2）医师为患儿检查时仔细倾听，如需拍摄 X 线片，为医师准备好 X 线片单；如无需拍片则配合医师进行治疗。

（3）治疗结束后，为患儿解开胸巾，使治疗台、治疗椅扶手及照明灯复位,确认周围环境安全后引导患儿离开治疗椅,预约复诊时间,并记录联系电话。

（4）整理用物:用酒精棉球及时清除器械上的污物避免残留;将使用后的器械分类放置送消毒;摘手套,六步法洗手。

2. 复诊患者就诊流程

（1）按预约时间安排患者就诊。

（2）提前阅读病历,准备用物。

（3）同初诊患者就诊流程。

（三）门诊结束后工作

1. 清点诊室器械基数,锁好贵重物品。

2. 将治疗椅回复原位,关闭治疗椅电源。照明灯放置于指定位置,医师、护士座椅放置治疗椅两侧,整理台面,盖好台布。

3. 冲洗痰盂芯,使用含氯消毒液浸泡消毒。

4. 清洁整理治疗区域,关闭门窗及电源。

（孙利军　陈郁）

二、常规物品准备

（一）常规基本物品（图 2-1-1）

① 口腔检查器:应包括:口镜、镊子、探针。

② 敷料盒:内装:棉卷或棉纱卷、大、小棉球。

③ 钻针盒

④ 强（弱）力吸唾器

⑤ 口杯

⑥ 三用枪头

⑦ 高速手机

⑧ 低速手机

⑨ 套好隔离防护套的光敏固化灯

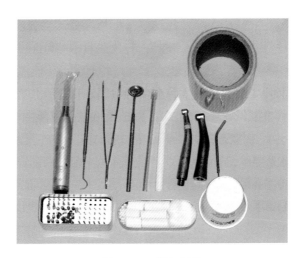

图 2-1-1　常规用品

⑩隔离薄膜

（二）临床常用术式用品准备

1. 牙髓切断术包（图 2-1-2）

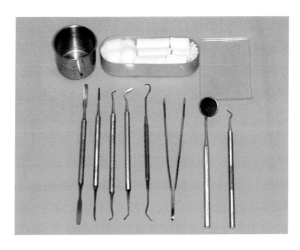

图 2-1-2　牙髓切断术包

　　① 探针

　　② 口镜

　　③ 镊子

　　④ 2# 和 3# 挖匙

　　⑤ 1# 银汞充填器、水门汀充填器、复合树脂雕刻刀

　　⑥ 双碟、玻璃水门汀调拌板和调拌刀

　　⑦ 敷料盒

　　⑧ 量药杯(40ml)

2. **恒牙根管治疗术包**(图 2-1-3)

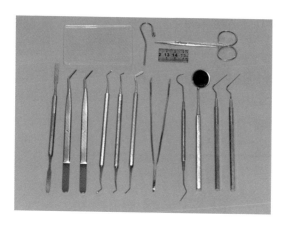

图 2-1-3　恒牙根管治疗术包

　　① 口镜

　　② 镊子

　　③ 探针

　　④ 锁镊 2 把

　　⑤ 1# 银汞充填器、水门汀充填器、复合树脂雕刻刀

　　⑥ 3# 挖匙

⑦ 玻璃离子水门汀调殆板和调殆刀

⑧ 直眼科剪

⑨ 牙胶尖切断器械

⑩ 根管测量仪导线勾

⑪ 量尺

⑫ 15#~40# 25mm 长 K 型根管锉

⑬ 30#~40# 25mm 长 H 型根管锉

⑭ 25#~30# 侧压器

⑮ 1#~3# 扩孔钻

⑯ 25mm 长螺旋输送针

3. 牙髓血运重建术包（图 2-1-4）

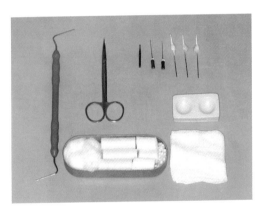

图 2-1-4　牙髓血运重建术包

① 口镜、探针、镊子和敷料盒

② 30# 25mm 长 H 型根管锉

③ 眼科剪

④ 双碟、玻璃水门汀调合板和调合刀

⑤ 30# 垂直加压器

⑥ 纱布 2 块

⑦ 根管用棉捻

⑧ 3# 加长慢速手机球钻

4. 乳磨牙金属预成冠修复术物品(图 2-1-5)

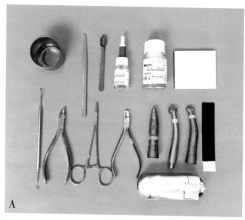

A

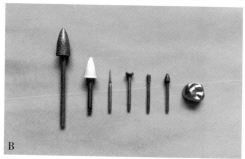

B

图 2-1-5　乳磨牙金属预成冠修复术物品

① 口镜、探针、镊子和敷料盒

② 金属预成冠

③ 慢速手机

④ 直牙科手机

⑤ 牙体预备用金刚砂车针和抛光车针

⑥ 缩颈钳

⑦ 挖匙

⑧ 持针器

⑨ 金冠弯剪

⑩ 污物杯

⑪ 咬合纸

⑫ 玻璃离子水门汀粉和液

⑬ 调拌刀

⑭ 调拌板

⑮ 75% 酒精棉球

⑯ 棉卷

三、儿童口腔科常用护理操作技术

(一) 四手操作技术

1. 医护患三者的体位关系

(1) 患儿头部位置舒适,左右转动的幅度不超过 45°,靠背呈水平位或抬高 10~15cm。

(2) 医师坐下时双脚踏地,大腿与地面平行,两肩下垂,双臂及双手轻松地放于身体的两侧,前臂与地面平行,背脊靠直并得到恰当的腰椎承托。

(3) 护士座椅较医师座椅高 10~15cm,以利于传递治疗器械、协助吸唾,护士与患儿平行而坐,臀部与患儿肩膀在一个水平,面向治疗区以便存取治疗器械,利用护士椅的弧形臂承托上肢以达到平衡 (图 2-1-6)。

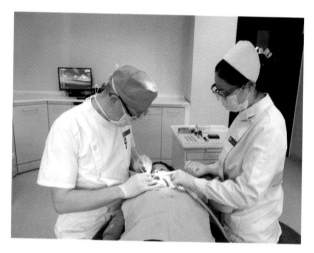

图 2-1-6   医护坐姿位置关系

2. 医护患三者的位置关系   医师、护士应在各自互不干扰的工作区域。将医师、护士、患者的位置关系假想成一个时钟，以患儿的头为中心，分成 4 个时钟区。医师的工作区在时钟的 7~12 点位置；静止区在时钟的 12~2 点位置；护士的工作区域在时钟的 2~4 点位置；传递区域在时钟的 4~7 点位置(图 2-1-7)。

如患儿不配合，需在束缚下治疗，则需要两名护士共同配合完成治疗，其中一名护士负责固定患儿头部，另一名护士负责椅旁护理配合。如将三者的位置关系仍假想成一个时钟，以患儿的头为中心，则需分成 5 个时钟区。医师的工作区在时钟的 7~11 点位置；头部固定区在时钟的 12~1 点位置；静止区在时钟的 1~2 点位置；护士的工作区域在时钟的 2~4 点位置；传递区域在时钟的 4~7 点位置(图 2-1-8)。

3. 器械的传递分为：握笔式直接传递法和平行式传递法

(1) 握笔式直接传递法：是护士以左手握持器械的非工

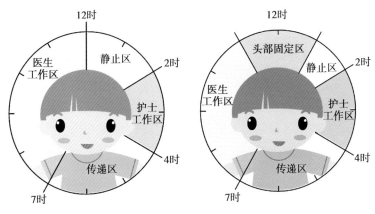

图 2-1-7 医护患三者的位置关系　　图 2-1-8 医护患三者的位置关系

作端传递器械,医师以拇指和示指以握笔式方式接过器械(图 2-1-9)。

(2) 平行式传递法:护士以左手无名指和小指接过使用后的器械,以拇指、示指及中指递送即将使用器械(图 2-1-10)。

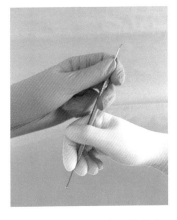 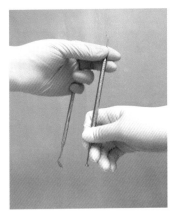

图 2-1-9 握笔式直接传递法　　图 2-1-10 平行式传递法

*:蓝色手套者为护士,白色手套者为医师

4. 吸引器的使用　分为掌握把持法、执笔状把持法、逆向掌握把持法。

5. 注意节力原则　护士操作前应将物品准备齐全,按照治疗顺序摆放整齐,操作中传递器械迅速、平稳、准确,避免反复拿取。

6. 注意事项

(1) 器械传递时应拿取非工作端进行传递,切忌在患儿的头部传递,以避免器械、材料意外滑落损伤患者的眼睛及面部。传递器械时应根据治疗牙位的方向传递。

(2) 使用吸引器时必须有支点,吸引器的放置不能超过咬合面,不应干扰医师的工作视线和区域,吸引器斜面应与治疗牙的颊面或舌面平行,以提供最大吸引面积。吸引口应离开牙齿1cm左右,正对涡轮机头喷水的方向,操作时动作宜轻柔。

(3) 因患儿口腔小,口底浅,使用吸引器时前段不要过度压迫软组织。避免放入患儿口内的敏感区域,造成患儿的呕吐。

(二) 橡皮障隔离术护理技术

1. 橡皮障隔离系统的物品准备(图 2-1-11)

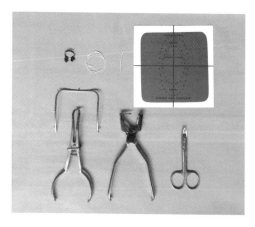

图 2-1-11　橡皮障隔离系统用物

① 打孔器

② 橡皮障夹钳

③ 橡皮障固定夹

④ 橡皮障支架(面弓)

⑤ 橡皮布

⑥ 牙线

⑦ 拴有防脱绳的塑料开口器

⑧ 必要时准备剪刀、固定楔线、橡皮障定位打孔模板

2. 橡皮障隔离系统的安装

(1) 在橡皮障布右上角打定位孔,定位此侧为患儿左上颌。

(2) 根据患牙位置在橡皮障布相应位置打孔。及时清除打孔器内残留橡皮片。如不能准确定位可使用橡皮障定位打孔模板协助完成打孔。

(3) 根据患牙位置选择橡皮障固定夹,在橡皮障固定夹上拴牙线预防滑脱误吞,牙线应位于患牙颊侧方向。

(4) 将橡皮障固定夹安装在橡皮障布上,用夹钳夹住橡皮障固定夹并撑开锁住夹钳,根据牙位,正确传递给医师,协助撑开橡皮障布,安置固定夹。使用手指或水门汀充填器,将橡皮布推到固定夹下方,不对橡皮布产生脱位力。

(5) 协助医师安置橡皮障支架,注意支架应位于橡皮障布中央,将牙线缠在支架上。

(6) 使用牙线或楔线固定橡皮布,充分暴露牙面。

(7) 嘱患儿咬住开口器,检查橡皮障隔离系统能否完全覆盖口腔且不遮挡患者的鼻部,必要时用剪刀剪去多余橡皮布。

(8) 治疗中协助医师及时吸除水、药液和其他污物,同时,注意观察患儿呼吸情况,及时为患儿吸出橡皮障下口底唾液,避免呛咳。

(9)治疗结束后协助医师取下橡皮障固定夹,并用酒精棉球清洁表面。丢弃橡皮布、牙线和楔线等一次性耗材,将橡皮障隔离系统其他用物送消毒室进一步清洗、消毒灭菌。

(王春丽)

(三)局部麻醉术护理技术

1. 口腔局部麻醉术物品准备(图 2-1-12)

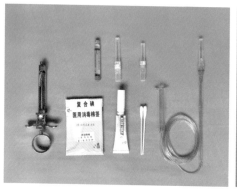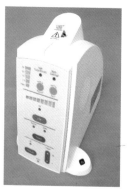

图 2-1-12　局部麻醉用物和计算机控制局部麻醉仪

① 局部麻醉药品。

② 75% 的酒精棉球、一次性复合碘医用消毒棉签和干棉签。

③ 卡局式注射器或计算机控制无痛局麻注射仪。

④ 根据注射方式,选择合适的注射针头。使用卡局式注射器为儿童局部浸润麻醉时常选用 16mm 长针头,传导阻滞麻醉时选用注射 35mm 针头;使用计算机控制无痛局麻注射仪为儿童局部浸润麻醉时常选用 30G1/2# 带柄针头。

⑤ 表面麻醉剂,如:1% 利多卡因凝胶、1% 的丁卡因凝胶等。

2. 局部麻醉术护理配合

(1)棉签蘸取适量的表面麻醉剂传递给医师。

(2) 75%的酒精棉球消毒局部麻醉药栓和针头需要穿刺部位,将局部麻醉药栓安装在卡局式注射器或计算机控制无痛麻醉仪上,安装注射针头,备用。

(3) 为患儿准备漱口水。

(4) 传递给医师一次性复合碘医用消毒棉签进行局部消毒。

(5) 将局部麻醉注射器传递给医师,传递时应避开患儿视线,以免引起患儿恐惧。

(6) 口内注射时协助医师制动患儿头部,必要时同时制动双手。注射过程中注意与患儿的沟通,鼓励患儿,降低患儿的恐惧。

(7) 注射完成后协助患儿漱口。

(8) 安抚患儿,告知注射部位有麻木肿胀感,属正常现象。密切观察患儿的全身及局部情况,及时发现用药后的不良反应。

3. **局部麻醉后注意事项** 局部麻醉可以使唇颊舌软组织暂时失去知觉,持续时间约2~3个小时,应嘱患儿家长注意防止患儿咬伤、抠破嘴唇、牙龈等软组织。万一出现咬伤一般可在1~2周自愈。严重的咬伤,请及时来院就诊。

(孙利军)

四、儿童口腔科常用材料调拌技术

(一) 垫底用玻璃离子水门汀调拌技术

1. 操作规范

(1) 用物准备:玻璃离子水门汀粉和液、调拌板、调拌刀、酒精棉球。

(2) 核对材料的名称及有效期。

(3) 将粉摇松散。

(4) 按照材料说明书要求取玻璃离子水门汀粉和液。

（5）将粉分次加入液体内，充分旋转研磨，调至细腻无颗粒，无气泡，表面光滑。

（6）将材料收集完全，材料呈面团状递给医师。调拌板余少量粉。

（7）调拌结束后及时用酒精棉球或流水清除调拌刀和板上残留的材料。

2. 注意事项

（1）严格按照说明书的比例取粉剂和液剂。

（2）为了保证粉液比例合适，使用前应先将粉剂放在手上轻轻震荡。

（3）液剂瓶应垂直桌面挤压，平稳、缓慢地挤出液体，如出现气泡，则在倒置液剂瓶时轻轻用手敲打，使气泡上升离开瓶口。

（4）使用完毕后立刻旋紧瓶盖，防止粉剂受潮及液体挥发。

（5）在规定时间内完成材料调拌，室温过高时材料的操作时间相应变短。

（6）如果材料接触到口腔黏膜、皮肤或眼睛，立刻用水冲洗。

（二）粘接用玻璃离子水门汀调拌技术（以下操作以 3M Ketac Cem Easymix 为例，不同品牌产品调拌要求可能存在差别，请遵从产品说明书）

1. 临床用途　用于粘接冠和桥、金属冠、桩和钉。

2. 操作规范

（1）用物准备：粘接用玻璃离子水门汀粉和液、调拌板、调拌刀、酒精棉球。

（2）核对材料的名称及有效期。

（3）将粉摇松散。

（4）按照说明书的要求取一平匙粉两滴液，粉液比例适宜。

（5）将粉分两次加入液体内,充分旋转研磨,调至细腻无颗粒,无气泡,表面光滑,呈奶油状糊剂递给医师。

（6）调拌结束后及时用酒精棉球或流动水清除调拌刀和板上残留的材料。

3. **注意事项**　同垫底玻璃离子调拌技术。

（三）充填用玻璃离子水门汀调拌技术

1. **用途**　窝洞充填

2. **操作规范**

（1）用物准备:玻璃离子水门汀粉和液、调拌板、调拌刀、酒精棉球。

（2）核对材料的名称及有效期。

（3）将粉摇松散。

（4）按照材料说明书要求取玻璃离子水门汀粉和液。

（5）取适量的玻璃离子水门汀粉和液,比例合适(1平勺:2滴液)取液时垂直倒置,充分旋转研磨,调至细腻无颗粒,无气泡,表面光滑。

（6）将材料收集完全,材料呈面团状递给医师。调拌板无剩余粉。

（7）调拌结束后及时用酒精棉球或流动水清除调拌刀和板上残留的材料。

3. **注意事项**　同垫底用玻璃离子水门汀调拌技术。

（四）藻酸盐印模材料调拌技术

1. **操作规范**

（1）用物准备:藻酸盐印模材料、橡皮碗、调拌刀、专用量勺、水、托盘。

（2）核对材料的名称及有效期。

（3）将印模粉弄松散。

（4）根据患者牙弓大小，准备好相应托盘，以水、粉体积比1∶1的比例先加入粉剂后加入清水，用调拌刀将水粉轻轻混匀后进行调拌。

（5）调拌时，调拌刀的平面和橡皮碗壁要平面接触，用手腕部的力量沿同一方向旋转加压碾磨，调拌好的材料应均匀细腻，呈奶油状。

（6）收集调拌好的印模材料，应反复用调拌刀挤压排气。

（7）印模材料放入上颌托盘时，应用调拌刀将印模材料从托盘远端放入，向近端推平，以免形成气泡。放入下颌托盘时，将材料形成条状置于调拌刀上，从托盘的一端向另一端旋转盛入。

（8）将载有印模材料的托盘及时传递给医师，留出足够手柄的位置方便医师抓握。

2. **注意事项**

（1）水温升高或降低会相应的缩短或延长材料的凝固时间。

（2）印模制取后应在15分钟内及时灌注石膏模型，防止脱水变形。如果不能马上灌模型，需将印模用湿纸巾包裹或放进较密闭的容器或塑料袋中。

（3）印模从患者口腔内取出后需用流水冲洗15秒。

（4）取印模后协助患者漱口并用湿纸巾擦净其口周黏附的印模材料。

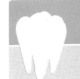

一、窝沟封闭术护理技术

1. 物品准备

① 常规基本物品。

② 清洁牙面的物品,包括:清洁牙面的毛刷、清洁摩擦剂、1/2#慢速车针、2%氯亚明等清洁剂。

③ 封闭剂系统:包括:酸蚀剂、小刷头、窝沟封闭剂。

④ 调𬌗用咬合纸和车针。

⑤ 可能需要的物品:排龈线、排龈器、橡皮障隔离系统。

2. 护理操作过程

治疗步骤	护理步骤
清洁牙面,去除窝沟内的菌斑、软垢	安装牙科手机及毛刷,蘸清洁摩擦剂或清洁剂→清洁牙面时协助吸唾:强力吸唾管置于患牙旁,注意颊、舌软组织保护,保持视野的清晰,及时调整光源。根据医嘱可能需要安装毛刷或1/2#慢速车针
酸蚀牙面20秒,高压水冲洗牙面	手指按压隔湿棉卷置于患牙颊或舌侧,协助隔湿→传递酸蚀剂→高压冲洗时,强力吸唾器置于患牙旁,及时吸走冲洗液和唾液,以免患者呛咳
吹干窝沟至呈白垩色,窝沟涂布封闭剂,光固化20秒	协助隔湿→用小刷头蘸取适量窝沟封闭剂传递于医师→协助医师完成固化

续表

治疗步骤	护理步骤
调整咬合高度、抛光	传递咬合纸→嘱患者轻咬数次→安装调𬌗车针，抛光过程中强力吸唾器置于患牙旁，及时吸走冲洗液和唾液，以免患儿呛咳
用物处理	正确处理用物，整理诊疗单元

3. 注意事项

（1）要注意上颌磨牙远中窝、点隙和下颌磨牙颊点隙的隔湿。

（2）及时清理检查器中不需要的小器械及棉球。

二、光固化复合树脂牙体修复术护理技术

1. 物品准备

① 常规基本物品

② 橡皮障隔离系统物品

③ 去腐用品：包括与洞形匹配的各型车针、挖匙等。

④ 光固化复合树脂充填：酸蚀剂、粘接剂和暗盒、小刷头、光固化复合树脂、水门汀充填器、树脂雕刻刀和树脂压光器。

⑤ 调𬌗抛光用咬合纸、钻针、磨石和抛光杯（粉）等。

⑥ 可能需要的物品：排龈线、局部麻醉物品准备、护髓垫底材料、邻面成形系统、楔子。

2. 护理操作过程

治疗步骤	护理步骤
局部麻醉	参照局部麻醉术护理操作，协助医师进行局部麻醉
橡皮障隔湿	参照橡皮障隔离术护理操作，协助医师放置橡皮障

续表

治疗步骤	护理步骤
去净龋坏牙本质及软化的牙体组织	安装牙科手机及车针→去腐时协助吸唾→及时调整光源→传递挖匙→及时用棉球清除挖匙和口镜上的污物
清洁窝洞,检查腐质是否去净,是否有露髓孔,备洞	协助吸唾和吸去切割下来的龋坏牙本质
深层牙本质近髓处行垫底,对极近髓处需做间接盖髓处理	传递护髓垫底材料→协助医师完成固化
酸蚀牙面20秒,高压水冲洗牙面,吹干	传递酸蚀剂→高压冲洗时,强力吸唾器置于患牙旁,及时吸走冲洗液
吹干牙面,涂布粘接剂,轻吹干,光固化10秒	传递蘸取适量粘接剂的小刷头→协助医师完成光固化过程
光固化复合树脂充填龋洞,光固化20秒	需要时协助医师放置邻面成形系统→用水门汀充填器取适量树脂传递给医师→传递树脂雕刻刀或树脂压光器→协助医师完成光固化过程。充填过程中观察隔湿情况,及时清除橡皮布上可能存在的湿气
调整咬合高度、抛光	初步修整外形和抛光→协助去除橡皮障系统→传递咬合纸→嘱患儿轻咬数次→安装抛光车针,抛光过程中强力吸唾器置于患牙旁吸走冲洗液和唾液,以免患儿呛咳
用物处理	正确处理用物,整理诊疗单元

三、预防性树脂充填术护理技术

1. 物品准备

① 常规基本物品

② 清洁牙面和去腐物品：包括清洁牙面的毛刷、清洁摩擦剂、与洞形匹配的各型车针、挖匙等。

③ 预防性树脂充填：酸蚀剂、粘接剂、小刷头、光固化复合树脂（流动树脂）。

④ 窝沟封闭剂、水门汀充填器、树脂压光器（如果使用流动树脂，此项可略）。

⑤ 调𬌗用咬合纸和车针。

⑥ 可能需要的物品：排龈线、橡皮障隔离系统、局部麻醉物品。

2. 护理操作过程

治疗步骤	护理步骤
清洁牙面，去除窝沟内的菌斑、软垢和腐质，但不做预防性扩张，必要时在局麻下进行	安装牙科手机及车针→去腐时协助吸唾：强力吸唾器置于患牙旁，注意颊、舌软组织保护，保持视野的清晰→及时调整光源。（如需局麻：常规安装麻醉药品，协助医师进行局部麻醉）
酸蚀牙面20秒，高压水冲洗牙面	手指按压隔湿棉卷置于患牙颊、舌侧，协助隔湿→传递酸蚀剂→高压冲洗时，强力吸唾置于患牙旁，及时吸走冲洗液和唾液，以免患儿呛咳
隔湿下吹干牙面去除多余水分，窝洞内涂布粘接剂，轻吹干，光固化10秒	协助隔湿→传递蘸取适量粘接剂的小毛刷→协助医师完成光固化过程
流动树脂或光固化复合树脂充填窝洞，光固化20秒	按医嘱传递流动树脂或用水门汀充填器取适量的树脂传递于医师。需要时传递树脂雕刻刀和树脂压光器→协助医师完成光固化过程→配合过程中协助隔湿
未充填的窝沟涂布封闭剂，光固化20秒	协助隔湿→用小毛刷蘸取适量窝沟封闭剂传递于医师→协助医师完成光固化过程

续表

治疗步骤	护理步骤
调整咬合高度、抛光	传递咬合纸→嘱患儿轻咬数次→安装调殆、抛光车针,抛光过程中强力吸唾器置于患牙旁吸走冲洗液和唾液
用物处理	正确处理用物,整理诊疗单元

(孙利军)

四、磨牙金属预成冠修复术护理技术

1. 物品准备

① 常规物品:光固化灯除外。

② 其他物品:牙科直手机、牙体预备用金刚砂车针。

③ 冠修复物品:金属预成冠、金冠弯剪、污物杯、缩颈钳、咬合纸、金刚砂车针(抛光)、挖匙和持针器。

④ 粘接物品:玻璃离子水门汀粉和液、调拌刀、调拌板、75%酒精棉球、棉卷,牙线。

⑤ 可能需要的物品:橡皮障,局部麻醉用品。

2. 金属预成冠修复术护理操作过程

治疗步骤	护理步骤
牙体预备	安装牙科手机及金刚砂车针→牙体预备时协助吸唾:强吸置于患牙旁,同时牵拉软组织,保持视野的清晰
选冠	协助医师选择预成冠(标号位于颊侧),冠应适合牙齿大小并可恢复邻面接触关系。将试戴后不合适的冠重新灭菌备用
修整牙冠外形	使用钢丝剪修整冠备好污物杯,收纳修剪下来的边缘碎屑;使用金刚砂钻针修整冠时安装金刚砂车针,打磨过程中防止碎屑溅入患者的眼睛。传递缩颈钳或邻面成形钳

续表

治疗步骤	护理步骤
调整咬合,冠边缘抛光	传递咬合纸,根据牙位放置咬合纸,修整冠至合适后抛光;安装抛光车针
清洁牙体和预成冠	传递75%酒精棉球,用三用枪吹干牙面和冠
粘接预成冠	调拌粘接用玻璃离子水门汀,沿冠的边缘放入,使之流入冠内均匀涂一薄层,按照患牙的位置将冠递给医师,协助隔湿,粘接后传递探针或挖匙以及牙线,协助去除多余的粘接剂
用物处理	正确处理用物,整理诊疗单元

3. 注意事项:

(1) 牙体预备过程常需要在局部麻醉后和橡皮障隔离系统下操作,一般在试冠前拆除橡皮障。

(2) 操作过程注意保护患儿眼睛,防止碎屑溅入眼中。

(3) 冠粘接过程中要协助医师充分隔湿。

(4) 因冠比较小,口内试戴拿取过程中注意防止患者误吞。

(王春丽)

五、牙髓切断术护理技术

1. 物品准备

① 常规物品

② 局部麻醉物品

③ 橡皮障隔离系统物品

④ 牙髓切断物品:与洞型匹配的各型车针、牙髓切断术手术包、生理盐水、5ml 冲洗器、矿物三氧化物凝聚体(mineral trioxide aggregate ,MTA)和灭菌水或牙髓保存粉和液(乳牙或恒牙)、暂封材料(新鲜制备氧化锌水门汀等)、玻璃离子水门汀粉和液。

⑤ 充填物品:同光固化复合树脂充填用物准备。

2. 护理操作过程

治疗步骤	护理步骤
局部麻醉	参照局部麻醉术护理操作,协助医师进行局部麻醉
橡皮障隔湿	参照橡皮障隔离术护理操作,协助医师放置橡皮障
去腐、制备洞形	安装牙科手机及车针→去腐时协助吸唾:强力吸唾器置于患牙旁,保持视野的清晰→及时调整光源→去净腐质后制备洞形
更换手套,打开牙髓切断包内层包布,安装无菌车针	更换牙科手机→更换强力吸唾器→打开牙髓切断包外层包布(注意无菌操作)→打开无菌生理盐水→倒入牙髓切断术包内的小药杯中
揭髓顶,用锋利挖匙或无菌慢速手机大球钻切除冠髓	及时吸走冲洗液→及时补充生理盐水
牙髓断面处理:生理盐水反复冲洗髓室,湿棉球加压止血	打开 5ml 冲洗器的外包装,将冲洗器放置于牙髓切断包内→及时吸走冲洗液
止血后选择药物对牙髓断面进行相应处理,放置暂封材料	在医师的协助下从牙髓切断包中取玻璃离子水门汀调拌板、调刀及雕刻刀→调制盖髓剂→取适量传递医师→协助医师放置暂封材(新鲜制备氧化锌水门汀等)
玻璃离子垫底	传递光固化玻璃离子或调拌玻璃离子水门汀→传递水门汀充填器
光固化复合树脂修复,恢复牙齿形态	同光固化复合树脂牙体修复术的护理操作
用物处理	正确处理用物,整理诊疗单元

3. 注意事项

（1）护理配合中应注意，在医师打开髓腔到封闭髓腔放置垫底物之前的过程中，要求严格无菌操作，有效隔湿，防止污染。

（2）嘱局麻后注意事项，防止唇咬伤。

六、乳牙牙髓摘除术护理技术

1. 物品准备

① 常规物品

② 局部麻醉物品

③ 橡皮障隔离系统物品

④ 根管预备和根管充填物品：各型车针、挖匙、水门汀充填器、拔髓针、髓针柄、15#~40# 21mm K 型根管锉及清洁台、H 锉型根管挫、5ml 根管冲洗器、螺旋输送器、根管用消毒棉捻。

⑤ 药物：A. 根管冲洗剂：1.25% 次氯酸钠或 2% 的氯亚明（氯胺 T，磺酰氯胺钠）；B. 根管消毒封药：氢氧化钙糊剂或碘仿氢氧化钙糊剂；C. 乳牙根管充填剂：碘仿氧化锌糊剂或碘仿氢氧化钙糊剂（Vitapex®）；D. 暂封材料。

⑥ 垫底的物品：玻璃离子水门汀粉和液、水门汀充填器、树脂雕刻刀和树脂压光器、75% 酒精棉球。

⑦ 充填的物品：同光固化复合树脂充填用物准备。

⑧ 可能需要物品：加粗锉、预成冠系统。

2. 护理操作过程

治疗步骤	护理步骤
局部麻醉	参照局部麻醉术护理操作，协助医师进行局部麻醉
橡皮障隔湿	参照橡皮障隔离术护理操作，协助医师放置橡皮障

续表

治疗步骤	护理步骤
去净腐质,揭髓室顶	安装牙科手机及车针→去腐时协助吸唾:强力吸唾器置于患牙旁,保持视野的清晰→及时调整光源
探查根管数目,拔髓,药物冲洗根管	传递拔髓针(根据需要安装髓针柄)→夹取纱布棉卷(用于除去拔髓针上拔出的牙髓)→取5ml根管冲洗器抽取根管冲洗剂传递于医师,及时吸走冲洗后的药液
配合根管冲洗药物,进行根管预备	协助医师进行根管冲洗→将K型根管锉及H锉放置于清洁台上→传递清洁台→协助医师进行根管预备→传递冲洗器,及时吸走冲洗后的药液
消毒棉捻擦干根管	协助医师进行隔湿→传递消毒棉捻(用后的棉捻及时处理)
根管消毒封药	调拌氢氧化钙糊剂传递于医师→安装螺旋输送器传递于医师→用水门汀充填器取适量暂封材料传递于医师用于暂封(必要时使用玻璃离子水门汀暂封)
根管充填(复诊时)	协助医师去除暂封物→传递冲洗器,及时吸走冲洗后的药液→传递消毒棉捻擦干根管(用后的棉捻及时处理)→传递碘仿氧化锌糊剂或碘仿氢氧化钙糊剂(Vitapex)→安装螺旋输送器传递于医师。根管充填时及时用消毒棉球擦去碘仿氢氧化钙糊剂(Vitapex)尖端的残余糊剂
清除多余的根充糊剂,封闭根管口。拍X线片	夹取消毒小棉球传递于医师清除多余的糊剂→用水门汀充填器取适量暂封材料传递于医师
垫底	去除多余暂封物→调拌玻璃离子水门汀传递于医师→传递水门汀充填器→传递挖匙
光固化复合树脂修复,恢复牙齿形态,需要时预成冠修复	同光固化复合树脂牙体修复的护理(预成冠修复)
用物处理	正确处理用物,整理诊疗单元

七、根尖诱导成形术护理技术

1. 物品准备

① 常规物品

② 橡皮障隔离系统物品

③ 局部麻醉物品

④ 根管预备物品：与洞型匹配的各型车针、拔髓针、髓针柄、挖匙、40# 或加粗 K 型根管锉、40#H 锉、5ml 冲洗器、1.25% 或 5.25% 次氯酸钠、超声根管荡洗器。

⑤ 根管充填物品：消毒棉捻、碘仿氢氧化钙糊剂、螺旋输送器、暂封材料。

⑥ 垫底物品：水门汀充填器、调板、调刀、玻璃离子水门汀粉和液。

⑦ 充填物品：同光固化复合树脂牙体修复用物准备。

2. 护理操作过程

治疗步骤	护理步骤
局部麻醉	参照局部麻醉术护理操作，协助医师进行局部麻醉
橡皮障隔湿	参照橡皮障隔离术护理操作，协助医师放置橡皮障
去腐，揭髓室顶，充分暴露根管口	安装牙科手机及车针→去腐时协助吸唾：强力吸唾置于患牙旁，保持视野的清晰，及时调整光源
探查根管数目，拔髓，药物冲洗根管	传递拔髓针（根据需要安装髓针柄）→夹取纱布棉卷（用于除去拔髓针上拔出的牙髓）→取 5ml 根管冲洗器抽取根管冲洗剂传递于医师，及时吸走冲洗后的药液

续表

治疗步骤	护理步骤
配合根管冲洗药物，预备根管和超声下洗涤根管预备	协助医师进行根管冲洗→将 K 型根管锉及 H 锉放置于清洁台上→传递清洁台→协助医师进行根管预备→传递冲洗器，及时吸走冲洗后的药液→安装好超声根管荡洗器并确认合适的功率传递于医师→吸唾→传递消毒棉捻
根管消毒封药，放置暂封材料	调拌氢氧化钙糊剂传递于医师→安装螺旋输送器传递于医师→用水门汀充填器取适量暂封材料传递于医师用于暂封（必要时使用玻璃离子水门汀暂封）
导入根尖诱导成形药物，拍 X 线片	协助医师去除暂封物→传递冲洗器，及时吸走冲洗后的药液→传递消毒棉捻擦干根管（用后的棉捻及时处理）→传递碘仿氧化锌糊剂或碘仿氢氧化钙糊剂（Vitapex®）→安装螺旋输送器传递于医师。根管充填时及时用消毒棉球擦去碘仿氢氧化钙糊剂（Vitapex®）尖端的残余糊剂
垫底	传递挖匙→手持无菌棉球协助医师擦去多余的暂封材料→调拌玻璃离子水门汀→传递水门汀充填器→协助医师隔湿垫底
光固化复合树脂修复	同复合树脂牙体修复术的护理
用物处理	正确处理用物，整理诊疗单元

3. 注意事项

（1）超声根管荡洗时，根管内不能干燥，使用前需调整好功率，一般调节至 3.5~6.5W。

（2）不能在体外带工作尖空踩超声根管荡洗器。

八、牙髓血运重建术护理技术

1. 物品准备

① 常规物品

② 局麻物品

③ 橡皮障隔离系统物品

④ 备洞物品:各型车针。

⑤ 根管消毒物品:生理盐水、1.25% 次氯酸钠、17%EDTA 溶液、5ml 冲洗器 2 支、根管超声荡洗器、消毒棉捻、K 型根管锉。

⑥ 根管封药及垫底物品:3-mix 抗生素合剂(甲硝唑、环丙沙星、米诺环素)或氢氧化钙糊剂、螺旋输送器、暂封材料、水门汀充填器、挖匙、调刀、调板、三氧化钙无机聚合物(MTA)、灭菌注射用水。

⑦ 充填物品:同光固化复合树脂牙体修复术护理操作。

2. 护理操作过程

治疗步骤	护理步骤
局部麻醉	参照局部麻醉术护理操作,协助医师进行局部麻醉
橡皮障隔湿	参照橡皮障隔离术护理操作,协助医师放置橡皮障
去腐质、揭髓顶	安装牙科手机及车针,开髓时协助医师吸唾,强力吸唾器置于患牙旁,同时牵拉软组织,保持视野的清晰,及时调整光源
洗涤根管	5ml 冲洗器抽取合适浓度的次氯酸钠,并在冲洗器上注明抽取药物的名称→传递给医师,强吸置于患牙下方,紧贴牙齿,协助吸唾和及时吸去冲洗后的药液(次氯酸钠有较强腐蚀性,注意勿滴于患儿皮肤、黏膜及衣物上)→5ml 冲洗器抽取生理盐水,并注明药物名称传递给医师→协助及时吸唾

治疗步骤	护理步骤
配合超声荡洗根管每分钟一次,共做 5 次	安装超声荡洗器并确认功率,协助记录荡洗时间和次数
根管消毒	传递消毒棉捻,协助医师擦干根管→调拌 3-mix 抗生素合剂或氢氧化钙糊剂→安装螺旋输送器传递于医师→协助隔湿进行根管封药→传递无菌干棉球→传递适量暂封材料暂封(常为 GIC)
复诊时再次根管消毒	护理配合同上,冲洗药物为 17%EDTA 溶液
根管内引血,封闭根管口	传递无菌 40#K 型根管锉→及时吸唾,避免唾液污染→无菌方式调拌三氧化钙无机聚合物(MTA)→传递无菌的湿的小棉球→传递适量专用暂封剂(常为 GIC)
数日后在硬固的 MTA 上方行光固化复合树脂充填	同光固化复合树脂牙体修复术的护理
正确用物处理	整理诊疗单元

3. 注意事项

(1) 护理配合中应注意,在医师打开髓腔到封闭髓腔放置垫底物之前的过程中,要求严格无菌操作,有效隔湿,防止污染。

(2) 嘱局麻后注意事项,防止唇咬伤。

九、恒牙根管充填术护理技术

(一) 冷牙胶的侧方加压技术

1. 物品准备

① 常规物品

② 局部麻醉物品

③ 橡皮障隔离系统物品

④ 牙髓活力和根管长度测量仪

⑤ 恒牙根管治疗术包

⑥ 药物:根管冲洗剂:1.25% 或 5.25% 次氯酸钠、或 2% 氯亚明、或 3% 双氧水、根管消毒剂:氢氧化钙糊剂或三联抗生素糊剂、恒牙根充糊剂、暂封材料、牙胶尖、灭菌纸捻、酒精灯。

⑦ 垫底物品:玻璃离子水门汀粉和液、75% 酒精棉球。

⑧ 充填物品:同光固化复合树脂牙体修复用物准备。

⑨ 可能需要的物品:M_4 减速机头、超声根管荡洗器、钙化根管溶解剂(EDTA)。

2. 护理操作过程

治疗步骤	护理步骤
局部麻醉	参照局部麻醉术护理操作,协助医师进行局部麻醉
橡皮障隔湿	参照橡皮障隔离术护理操作,协助医师放置橡皮障
去净腐质,揭髓室顶	安装牙科手机及车针→去腐时协助吸唾:强力吸唾器置于患牙旁,保持视野的清晰→及时调整光源
探查根管数目,拔髓,药物冲洗根管	传递拔髓针→夹取纱布棉卷(用于除去拔髓针上拔出的牙髓)→取 5ml 根管冲洗器抽取根管冲洗剂传递于医师,及时吸走冲洗后的药液
确定工作长度	连接根管长度测量仪,安放导线沟→传递量尺,协助医师记录根管长度
配合根管冲洗药物、根管测量仪,机械预备根管	协助医师进行根管冲洗→将 K 型根管锉及 H 锉放置于清洁台上→传递清洁台→协助医师进行根管预备,及时吸走冲洗后的药液
棉捻或消毒纸尖擦干根管	协助医师进行隔湿→传递消毒纸尖或消毒棉捻

治疗步骤	护理步骤
拍摄"主尖片"	取合适型号的牙胶尖,在一定长度处做标记→传递医师→放置根管内→氧化锌水门汀等固定牙胶尖→拍摄 X 线片
根管封药	调拌氢氧化钙糊剂或三联抗生素糊剂→传递于医师→安装螺旋输送器传递于医师→用水门汀充填器取适量暂封材料传递于医师用于暂封(必要时使用玻璃离子水门汀暂封)
根管充填(复诊时)	协助医师去除暂封物→传递冲洗器,及时吸走冲洗后的药液→传递消毒棉捻擦干根管→取合适型号的牙胶尖,在一定长度处做标记→调拌恒牙根充糊剂→安装螺旋输送器传递给医师→持锁镊夹住牙胶在尖端蘸取适量根充糊剂传递给医师→传递合适型号的侧压器。待医师充填完毕后点燃酒精灯→将烧灼用水门汀或挖匙传递给医师,同时一手持棉球擦去水门汀或挖匙上烧灼后多余的牙胶尖,另一手持吸唾器置于患牙上方吸去烧灼产生的烟雾→及时安全熄灭酒精灯
封闭根管口,拍 X 线片	夹取消毒小棉球传递给医师,清除洞壁根充糊剂→用水门汀充填器取适量暂封材料传递给医师→准备 X 线申请单
垫底	去除多余暂封物→调拌玻璃离子水门汀传递给医师→传递水门汀充填器→协助医师完成洞形修正
光固化复合树脂修复,恢复牙齿形态	同光固化复合树脂牙体修复护理
用物处理	正确处理用物,整理诊疗单元

3. 注意事项

(1) 使用酒精灯前应对灯芯和灯壶内的酒精量进行检查。如果灯芯顶端不平或已烧焦,需剪去烧焦部分并将灯芯拉出。

灯壶内酒精量不能超过灯壶容积 2/3,酒精过量容易引起灯颈处起火,灯壶内酒精少于容积 1/4 时应及时补充,禁止向点燃的酒精灯内添加酒精,向灯壶内添加酒精时必须使用漏斗,以免发生危险。

(2)使用前先调整灯芯,后点火;禁止到另一已点燃的酒精灯上去点火。

(3)用后及时熄灭酒精灯。酒精灯火焰只能用灯帽盖熄灭(使灯芯与空气隔绝),不可用嘴吹灭。如果灯帽是玻璃磨口,熄灭后需趁热将灯帽再提起一次,放走热酒精蒸气同时进入一部分冷空气,再盖好灯帽,以保持灯帽内外压力一致。

(4)酒精灯不用时,须盖上灯帽,避免酒精蒸发。

(5)使用酒精灯时,如发生酒精外泄、燃烧,立即用湿布扑盖或撒沙土扑灭。

(二)热牙胶的垂直加压技术

1. **物品准备** 同冷牙胶的侧方加压技术。另外需要准备的是:机用镍钛锉系统(专用微型驱动系统、X-SMART 马达、X-SMART 弯机头、镍钛根管锉)、热牙胶充填仪、垂直加压器、携热头、热牙胶注射针头。可能需要的物品:显微镜。

2. **护理操作过程** 同冷牙胶的侧方加压技术,另外需要准备的是:

治疗步骤	护理步骤
使用机用镍钛锉系统预备根管	安装 X-SMART 马达→转速调至 150~350r/min,扭矩设定按操作说明设置→将机用镍钛根管锉放置于清洁台上→传递清洁台→协助医师进行根管预备→每更换一次不同型号的根管器械,配用 1.25% 的次氯酸钠和 EDTA 交替冲洗→同时配合使用超声根管荡洗→及时协助医师不断吸唾,保持视野清晰

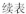

续表

治疗步骤	护理步骤
根管充填	将热牙胶针头安装到热牙胶充填仪的注射手柄上→热牙胶温度调到180℃,流量60%→将调拌好的根充糊剂传递给医师,医师向根管内导入少许糊剂→用自锁镊传递蘸有少量糊剂的主牙胶尖,医师将其插入根管内→选择合适型号的携热头,安装到热牙胶充填仪上→将热牙胶充填仪温度调到200℃→医师使用加热的携热头将多余的牙胶尖齐根管口烫断,护士用酒精棉球清除携热头上的牙胶尖→传递测量尺,将携热头的止动片调至比工作长度少5mm的位置→医师轻按手柄上的开关,将携热头探至制动片位置,加热4秒左右,停止加热,在根管内保持2~3秒左右,再加热1秒,停1秒后迅速取出携热头并带出牙胶尖→护士再次用酒精棉球清除携热头上的牙胶尖→根据根管长度将垂直加压器上的制动片调到合适位置,递给医师→传递热牙胶充填仪的注射手柄→医师将注射头探入根管口,将尖端置于充填好的根尖1/3的牙胶处,轻按360°旋转开关,牙胶即可流出,充填3~4mm→传递合适的垂直加压器,将牙胶压实,避免出现气泡→重复传递注射牙胶及垂直加压的步骤,完成根管冠方2/3的充填

3. 注意事项

(1) 使用机用镍钛系统时须注意:器械转速为150~350r/min,使用前需检查镍钛根管锉是否有裂痕变形,每根器械在根管内只需停留4~6秒,使用后随时用酒精棉球擦去镍钛锉上的碎屑,并记录使用次数。根管马达应定期上润滑剂。

(2) 使用热牙胶注射操作时须注意:遵医嘱选择合适的主牙胶尖、垂直加压器、携热头型号,主牙胶尖长度在工作长度的基础上减掉0.5mm,以防止加热的牙胶尖超充。携热头使用中注意保护患儿黏膜,防止烫伤。

（3）仪器清洗和保养：治疗结束后先关闭电源将其冷却再进行清理，将使用过的携热头和垂直加压器卸下高温消毒备用。使用专业清洁剂定期清洗热牙胶充填仪。

十、带环丝圈式间隙保持器护理技术

（一）试带环和制取印模

1. 物品准备

① 常规物品

② 其他物品：乳牙或者恒牙带环、模型制取物品、直手机、金刚砂车针（桃形）、带环推子、咬合纸、挖匙。

③ 可能需要的物品：去冠钳、半月钳、尖嘴钳。

2. 护理操作过程

治疗步骤	护理步骤
试带环	协助医师选择带环（种类及大小）试戴，试戴后不合适的带环重新灭菌备用→取设计单放置于医师工作台上
修整带环	直手机上安装金钢砂车针（桃形）→备好带环推、咬合纸→嘱患儿头勿直视操作方向，防止碎屑溅入患儿的眼睛
取参考印模	选择合适大小的托盘→调整患儿体位→调拌好的印模材置于托盘上→传递医师取模，印模取好后用清水冲洗
取工作印模	传递挖匙取下带环→再次调拌印模材置于托盘上→传递医师，取模型过程中观察患儿反应，嘱患儿深呼吸，若恶心呕吐，及时清理呕吐物→为患儿准备漱口水→印模取好后用清水冲洗
送往技工室进行制作	将取好的模型、带环、患儿挂号单、设计单送到技工室，确认保持器完成日期，预约佩戴时间
用物处理	正确处理用物，整理诊疗单元

（二）佩戴带环丝圈式间隙保持器

1. 物品准备

① 常规物品

② 其他物品：调殆物品：直手机、带环推、金刚砂车针（桃形）、咬合纸。

③ 粘接物品：粘接玻璃离子水门汀粉和液、调刀、调板、隔湿棉卷、酒精棉。

④ 可能需要的物品：半月钳、尖嘴钳。

2. 护理操作过程

治疗步骤	护理步骤
试戴间隙保持器	取患儿保持器，核对姓名无误后放在诊疗盘中→安装直手机和金刚砂车针（桃形）→咬合纸、半月钳、尖嘴钳备用
清洁牙体组织和保持器	用酒精棉球清洁牙体组织和保持器→协助医师用棉卷隔湿
粘接保持器	调拌粘接剂，使之均匀涂布于保持器带环内侧，按照保持器的方向传递给医师→协助隔湿，粘接就位合适后用挖匙去除多余的粘接剂→传递棉卷，嘱患儿咬约 2 分钟
用物处理	正确处理用物，整理诊疗单元

3. 注意事项

（1）试戴环的过程中要防止带环滑脱引起误吞。

（2）嘱患儿 24 小时内勿用该侧咀嚼。

（3）勿咀嚼过硬或过黏的食物。如保持器断裂、变位、松动甚至脱落，应及时就诊，就诊时携带脱落的保持器。如乳牙早失部位有恒牙萌出或保持器基牙松动时，应摘除带环丝圈式间隙保持器。

（韩烨）

十一、外伤牙固定术的护理技术

（一）移位牙的复位固定

临床上常采用钢丝与光固化复合树脂联合的方法对外伤牙进行弹性固定。

1. 物品准备

① 常规物品准备

② 局部麻醉物品准备

③ 外伤固定物品准备：0.25mm 或 0.2mm 正畸结扎丝、持针器 2 把、钢丝剪、U 型拉钩、酸蚀剂、粘接剂、光固化复合树脂、小刷头、金钢砂车针。

2. 护理操作过程

治疗步骤	护理步骤
局麻下牙齿复位	常规安装麻醉药物，协助医师进行局部麻醉→协助医师进行患牙复位
钢丝结扎与光固化树脂联合夹板固定	取合适长度的结扎丝→遵医嘱对折 3~4 股正畸结扎丝拧成 1 股，制成固定用钢丝→协助医师确定钢丝长度并弯制成牙弓形态→剪去多余部分→传递酸蚀剂→及时吸走冲洗液→传递粘接剂→协助医师完成固化→协助医师固定结扎丝→传递树脂→协助树脂固定
树脂抛光	安装牙科手机及金刚砂车针→协助医师进行抛光→及时吸唾
定期检查	预约下次复诊时间，一般为两周
用物处理	正确处理用物，整理诊疗单元

3. 注意事项

（1）钢丝结扎与光固化树脂联合夹板固定，区域应包括患牙两侧各至少 2 颗健康邻牙，先固定结扎丝的两端，最后固定患牙。

（2）告知患儿及家属注意口腔卫生,刷牙时要注意保护结扎丝,避免结扎丝脱落。嘱患儿及家属如结扎丝有松动、脱落,应及时就诊。

（3）勿用患牙食用过硬、过黏的食物。

（二）再植牙固定

1. 用物准备

① 常规物品准备

② 局部麻醉物品准备

③ 再植物品准备:0.9% 无菌生理盐水、5ml 冲洗器、缝合针、眼科剪。

④ 外伤固定物品准备:同牙齿移位固定物品准备。

2. 护理操作过程

治疗步骤	护理步骤
清洗患牙	协助医师用无菌生理盐水反复冲洗患牙后置于生理盐水中备用,冲洗时用污物杯放置于患牙下方
局部麻醉	常规安装麻醉药物,协助医师进行局部麻醉
清洁牙槽窝	用 5ml 冲洗器抽取生理盐水传递至医师→强吸置于牙槽窝下方及时吸唾(注意:吸管勿接触牙槽窝,避免再次污染)
植入患牙	协助医师植入患牙→安慰患儿→及时吸唾
固定	协助医师固定患牙(护理操作同钢丝加树脂固定),必要时先行悬吊缝合固定
定期检查	预约复诊时间
用物处理	正确处理用物,整理诊疗单元

3. 注意事项

（1）告知患儿及家属注意口腔卫生,遵医嘱用漱口水漱口。

（2）告知患儿勿食用过硬、过黏的食物,遵医嘱服用抗生素。

（3）术后 5~7 天拆除局部缝线。

（4）定期复查。

十二、乳牙拔除术护理技术

1. 物品准备

① 常规基本物品

② 局部麻醉用物

③ 拔牙钳

2. 护理操作过程

治疗步骤	护理步骤
局部麻醉	询问患儿有无药物过敏史,遵医嘱安装局部麻醉药物,协助医师制动患儿进行局部麻醉
核对牙位	协助医师核对牙位
拔牙,止血	传递拔牙钳→安抚患儿,拔牙过程中协助医师制动患儿头部→牙齿拔出后嘱患儿咬住棉卷止血
嘱注意事项	局部麻醉后注意事项、拔牙后注意事项
用物处理	正确处理用物,整理诊疗单元

3. 注意事项

(1) 局部麻醉和拔牙时,需协助医师制动患儿头部。

(2) 嘱患儿家长患儿在 24 小时内不刷牙,不漱口,不吃过烫和过硬的食物。

(3) 拔牙后需嘱患儿咬住棉卷 20~30 分钟,如有唾液嘱患儿吞咽,避免移动或反复更换牙卷,以免影响止血效果。

(4) 局部麻醉药物持续时间约 2~3 个小时,其间嘱家长注意观察患儿,防止唇咬伤。

(5) 拔牙后 24 小时内,唾液中混有少量血丝、麻药失效后有轻微疼痛感属正常现象。

(6) 如患儿无全身性疾病或严重感染,拔牙后一般不需使用抗生素。

(孙利军)

十三、乳牙反殆矫治术护理技术

(一) 制取矫治器

1. 物品准备

① 常规物品

② 知情同意书

③ 模型制取物品：合适的托盘、藻酸盐印膜材料、橡胶碗、调拌刀、量勺、量杯。

2. 护理操作过程

治疗步骤	护理步骤
交代治疗程序，签署知情同意书	取知情同意书一式两份交给家属，请家属了解并签字，备好设计单
选择合适的托盘给患儿试戴，合适后取模型	协助医师选择大小合适的托盘，试戴后不合适的托盘重新灭菌备用→调整患儿体位
取模型	调拌藻酸盐类印模材→上托盘→备好口杯、纸巾。取模型过程中观察患儿反应，并嘱患儿深呼吸。若恶心呕吐，及时清理呕吐物→为患儿准备漱口水→清水冲洗取好的印模
书写设计单	将取好的模型、患儿挂号单、治疗设计单送技工室→确定完成日期，预约佩戴矫治器的时间

(二) 初次佩戴矫正器

1. 物品准备

① 常规物品

② 其他物品：直手机、金刚砂车针 (菠萝形)、梯形钳、尖嘴钳、咬合纸。

2. 护理操作过程

治疗步骤	护理步骤
试戴矫治器	取患儿矫治器,核对姓名无误后将矫治器放置于治疗盘中
调整矫治器	传递梯形钳和尖嘴钳,安装牙科手机及金刚砂车针(菠萝形)。调磨时嘱患儿头偏向另一侧,防止碎屑进入患儿的眼睛
佩戴合适后,教会家属正确的佩戴及清洁方法	协助医师教会家属正确佩戴及清洁的方法→嘱注意事项并预约复诊日期
用物处理	正确处理用物,整理诊疗单元

3. 注意事项:

(1)嘱家属每次饭后用牙刷蘸取牙膏清洗矫治器,不佩戴时需用凉水浸泡,禁用热水浸泡和清洗,以免变形。

(2)矫治器暂不佩戴时,须妥善保管,以免丢失损坏。

(3)嘱勿私自调整矫治器,如有不适或矫治器损坏、丢失及时与医师联系。

(韩烨)

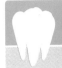

附 录

儿童全身麻醉下牙病治疗的相关文件

附录1 束缚下口腔治疗护理技术

1. 物品准备（附录图 -1）

① 束缚板

② 束缚包布

③ 毛巾

④ 塑料开口器

2. 束缚下口腔治疗护理操作

附录图 -1　束缚用物

（1）了解患儿的全身情况,告知家长束缚下口腔治疗的必要性及过程,取得家长同意。

（2）对治疗方案明确时,准备齐全所有可能使用得到的物品,尽量缩短治疗时间。

（3）协助患儿脱去厚衣服,取下头上、颈部、腕踝等身上的装饰物。

（4）将束缚包布平铺于束缚板上,毛巾铺在综合治疗椅的头枕处。

（5）使患儿平躺在包布上,肩部与束缚板上端平齐。用包布包裹患者的身体,注意不要折压四肢。将尼龙搭扣相互粘贴（附录图 -2）。

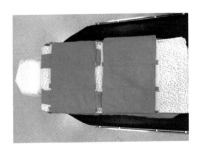

附录图 -2　束缚板的使用

(6)将塑料开口器放置在患儿磨牙间,安全绳放置在口外。治疗过程中用示指加以固定,防止患儿吐出造成误伤。治疗间歇应取出开口器,使患儿得到一定的休息和缓冲。冲洗等环节,应减少开口度或取出开口器,避免呛咳。

(7)治疗过程中需有两名护理人员进行配合,制动患儿头部的护士及时用毛巾为患儿擦净眼泪和汗液,避免流入外耳道,同时,防止头部湿滑造成制动失败。配合治疗的护士按照四手操作的原则进行操作,提高治疗效率。

(8)治疗完成后协助患儿尽快穿上衣服,避免着凉。将使用后的束缚包布及毛巾放入污物袋。

3. 注意事项

(1)治疗中注意防止患儿误吞误吸。一般要求患者治疗前4小时禁食禁水,尽量在橡皮障隔离系统下操作。治疗中保持治疗盘的清洁,牙科小器械和棉卷分别放置在治疗盘的不同位置,根管治疗时应使用"清洁台"放置根管锉。

(2)**防止窒息**:使用固定网前应嘱患儿摘掉项链、项圈等饰品,避免在治疗过程中颈部的饰品勒住患者的颈部引起窒息;束缚患儿后束缚带固定不可过紧,以成人的手掌可以伸入粘接好的束缚带中为宜。

(3)**防止脱臼及骨折的发生**:束缚患者过程中应注意动作轻柔,不可用力按压牵拉患儿四肢。

(4)**避免口腔黏膜及软组织的损伤**:护理人员应用前臂加强头部的制动,防止患者头部忽然大幅度摆动,牙科钻针划伤口腔软组织。

(5)**防止坠椅**:患儿在完成治疗后,护理人员注意保护患者,防止患者在哭闹中从治疗椅上坠下摔伤。

(6)束缚前应充分了解患儿的全身健康状况,有针对性的完善术前检查并采取必要措施预防并发症的发生,对有发热、癫痫、无汗型外胚发育不全、白血病等患儿,束缚治疗要慎重。

(7) 治疗中应安抚患儿情绪,尽量减轻对患儿的不适刺激,同时,密切观察患儿的呼吸、面色和口唇的颜色,如果发现异常,应立即停止治疗。

（王春丽）

附录2 儿童口腔科全身麻醉下牙病治疗护理规程

一、麻醉前的准备工作

1. 环境准备 环境整洁,温度适宜,铺好手术床。

2. 急救药、简易呼吸机、除颤仪等急救物品固定摆放位置,各手术室位置一致,每名医护熟悉急救物品摆放位置,手术日开始手术前检查确认。

3. 协助医师核对患者情况,包括术前检查结果,再次排查手术禁忌证;复核口腔临床检查,与家长确认初步治疗计划和治疗需要;初步交代术后注意事项。

4. 护士患者准备 核对患者信息,询问是否禁食水,准备好手术同意书及术后注意事项书。量体温,测体重,嘱患者排尿,脱掉外衣和鞋。

5. 打开各种仪器开关,检查设备(麻醉机、综合治疗台、吸唾管、复苏室吸氧管、负压吸引管等)是否运转正常。

6. 麻醉物品准备 连接好一次性呼吸回路管、面罩,准备好听诊器、管钳、喉镜、眼膜、电极片、输液泵、吸引器、5ml空注射器、一次性吸痰管、水杯。

7. 按照麻醉师医嘱准备药物。

8. 输液物品准备 平衡液或葡萄糖注射液、输液器、套管针、输液贴、75%酒精、2%碘酊、止血带、棉签。

9. 治疗物品准备 手机、三用枪头、敷料盒、器械盒、器械包、材料盒、冲洗器、清洁台、开口器,按照治疗内容准备必要的药品和材料。

二、治疗护理配合

1. 安排患者到治疗椅,必要时协助麻醉师固定患者,连接

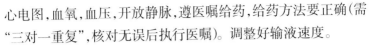

心电图,血氧,血压,开放静脉,遵医嘱给药,给药方法要正确(需"三对一重复",核对无误后执行医嘱)。调整好输液速度。

2. 协助麻醉师插管　协助按压会厌,掌握好按压的力度。遵医嘱帮麻醉师拔除管芯,协助麻醉师记录插管长度。

3. 插管成功后,贴眼膜,包头,固定导管,防止术中脱管。

4. 治疗前给患者涂凡士林,放开口器,避免压迫舌头和嘴唇。

5. 患者生命体征平稳,治疗可开始。

6. 术中治疗同门诊治疗步骤,治疗护士配合医师进行有效的四手操作,提高操作效率。关键是保持医师术中视野清晰,保护口腔软组织。

7. 操作时注意不要挤压、挪动麻醉插管以免造成脱管引发窒息等危险。

8. 手术顺利开始后,巡回护士要填写护理记录单,填写全麻患者登记表。负责监测监护仪。铺好复苏室的床。

9. 治疗中医护均需严密观察患者生命体征　包括:心电图表现、血氧、呼吸,重点是血氧饱和度(不低于95%),如有血氧下降,血压、心率变化大时立即告知麻醉师。

10. 巡回护士还应观察患儿的皮肤黏膜情况,防止被压伤。

11. 治疗结束后,检查口腔,反复冲洗口腔,清理碎屑。检查手术用物是否齐全,防止掉入患者口内。患者面部清洁。

12. 安装好吸痰管,准备清水,协助麻醉师清理患者呼吸道,保证呼吸道通畅,防止舌后缀。

13. 协助麻醉师拔管　时刻观察心电监护,如有异常立即提醒麻醉师。

14. 连接好面罩,遵医嘱撤心电监护,移除静脉输液。关闭心电监护。

15. 1名护士协助麻醉师送患者进复苏室,继续观察。

16. 另1名护士整理用物,擦拭治疗椅。

三、复苏室观察

1. 协助医师交代术后注意事项、可能的术后不适及处理方法。如果是拔牙等有创手术,至少观察2小时,确认无术后出血等不良反应。

2. 安置患者平卧,头偏向一侧,密切观察患者呼吸、脉搏、血压、面色如出现异常,立即报告医师和麻醉师。

3. 防止患者在未清醒状态下躁动而发生坠床现象。

4. 告知家长术中由于麻醉插管刺激咽喉,患者可有类似感冒症状咽痛干咳,术后1小时清醒状态下少量多次喝温水,2小时后症状自然消失。必要时遵医嘱进行雾化吸入。

5. 1名患者需有1名护士看护,两名患者同在复苏室时,需有两名护士看护。尽量保持复苏室的安静。观察期间监测患者血氧,心率。

6. 离院前再次测患者血氧,心率情况无异常后,评估患儿:评分合格(>9分),遵医嘱告知患者可离院继续观察,嘱回家后注意事项。家长签字确认后方可离院。

7. 预约门诊复查时间,24小时后电话随访。

(王建红)

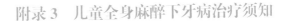

附录3　儿童全身麻醉下牙病治疗须知

1. 全身麻醉下牙病治疗的适应证为:因身心因素不能配合常规的口腔诊疗,而且需要治疗牙数目较多的患者。在门诊完成的全身麻醉下牙病治疗属日间手术。考虑患者安全,日间手术麻醉时间一般需控制在3~4个小时以内,所以,对那些治疗工作量非常大的患者可能需分次完成治疗。

2. 日间手术不适于全身健康背景差的患者,为保证患者生命安全,请如实告知患者全身健康状况,并完成所要求的检查项目。目前的研究表明:全身麻醉下进行牙病治疗不会对患者的身心造成不利影响。

3. 全身麻醉下牙病治疗方法与常规条件下治疗方法没有明显差异,对那些牙体硬组织缺损大,根尖病变严重的患牙并不会因在全麻下治疗而显著改善疗效。

4. 交代全身麻醉下牙病治疗的相关费用。

5. 全身麻醉下的牙病治疗是对已经出现龋坏、牙髓根尖病变的牙齿进行治疗,治疗本身并没有预防作用,而培养孩子良好的口腔卫生习惯才能起到防患于未然的作用,这需要家长在日常生活中与孩子一起努力。

6. 全身麻醉下牙病治疗的患者需要预约等待。在此期间家长需做好孩子的口腔卫生,帮助改正不良的口腔卫生习惯,以减缓牙齿继续病变的进程。

7. 未尽事宜请询问经治医生。

附录 4　儿童全身麻醉下牙病治疗前病史调查问卷

日期：_____病历号：_____

姓名：_____性别：男　　女　出生日期：_____年_____月_____日

生长发育

母亲孕期是否有并发症或者早产？　　　　　　　　　　无（　）有（　）

出生史：是否顺产？　　　　　　　　　　　　　　　　无（　）有（　）

有无窒息缺氧？　　　　　　　　　　　　　　　　　　无（　）有（　）

出生体重：　　　　　kg

有体格发育问题吗？　　　　　　　　　　　　　　　　无（　）有（　）

中枢神经系统

有脑瘫、癫痫、惊厥、昏厥或者意识丧失史吗？　　　　无（　）有（　）

有头部受伤史吗？　　　　　　　　　　　　　　　　　无（　）有（　）

有感觉障碍吗？（视觉、听觉）　　　　　　　　　　　无（　）有（　）

有学习上、行为上过度紧张，或者交流上的问题吗？　无（　）有（　）

心血管系统

有先天性心脏病、心脏杂音或风湿热吗？　　　　　　　无（　）有（　）

有心脏损害史吗？　　　　　　　　　　　　　　　　　无（　）有（　）

进行或者推荐进行过心脏外科手术吗？　　　　　　　　无（　）有（　）

造血和淋巴系统

有输血或输血制品史吗？　　　　　　　　　　　　　　无（　）有（　）

有血小板减少性紫癜史？　　　　　　　　　　　　　　无（　）有（　）

有贫血或镰状细胞疾病史吗？　　　　　　　　　　　　无（　）有（　）

有淤斑，经常流鼻血或小伤口出血不止吗？　　　　　　无（　）有（　）

您的孩子比别的孩子更易感染吗？　　　　　　　　　　无（　）有（　）

呼吸系统

有肺炎、哮喘吗？　　　　　　　　　　　　　　　　　无（　）有（　）

睡眠情况：有无打鼾？　　　　　　　　　　　　　　　无（　）有（　）

消化系统

有过胃肠问题吗？如食道裂孔疝，胃食道反流？　　　　无（　）有（　）

有肝脏问题吗？如肝炎或黄疸史吗？　　　　　　　　　无（　）有（　）

有饮食失调，比如神经性厌食症或贪食症吗？　　　　　无（　）有（　）

喂养情况:是否有易呕吐的情况?　　　　　　　　　　无(　　)有(　　)

泌尿生殖系统

有尿路感染史或膀胱、肾脏问题吗?　　　　　　　　无(　　)有(　　)

内分泌系统

有糖尿病史吗?　　　　　　　　　　　　　　　　　无(　　)有(　　)

有过甲状腺疾病或其他腺体疾病吗?　　　　　　　　无(　　)有(　　)

皮肤

有过皮肤问题吗?　　　　　　　　　　　　　　　　无(　　)有(　　)

有唇疱疹(带状疱疹)或口疮吗?　　　　　　　　　　无(　　)有(　　)

耳道情况

是否有中耳炎或鼓膜疾病?　　　　　　　　　　　　无(　　)有(　　)

过敏反应

有对任何药物的过敏史吗?　　　　　　　　　　　　无(　　)有(　　)

有因过敏而导致的枯草热、荨麻疹、皮疹吗?　　　　无(　　)有(　　)

有其他的过敏反应吗?　　　　　　　　　　　　　　无(　　)有(　　)

既往住院史:　　　　　　　　　　　　　　　　　　无(　　)有(　　)

　　时间:　　　　　　病因:　　　　　　治疗经过:

用药与治疗

您的孩子目前正在服用药物吗?　(处方药或非处方药)　无(　　)有(　　)

如果正在服用药物,药物名称　　　　　剂量　　　服药时间

　　　　　　　　　　────────　────────　────────

　　　　　　　　　　────────　────────　────────

牙科相关

您的孩子曾经牙痛过吗? 无(　　)有(　　)　部位:_____

您的孩子有过任何口腔,牙齿或者关节的损伤(摔倒、撞击等)吗?

你的孩子是否有超过一年的口腔习惯?

如:吮指_____咬唇_____口呼吸_____咬指甲_____夜磨牙_____其他_____

您的孩子有张口困难或在咀嚼、打哈欠时有关节弹响或疼痛吗?

　　医师已向我详细询问了患者的健康状况和既往相关治疗情况,我理解
医师所提问题并保证所做回答真实可靠。

　　　签名:　　　　　　　　　与患儿关系:

　　　　　　　　　　　　　　　　　　　年　　月　　日

附录5 儿童全身麻醉下牙病治疗术前检查

一、确认家长阅读《儿童全身麻醉下牙病治疗须知》,确认治疗需求: □

二、完成《儿童全身麻醉下牙病治疗前病史调查问卷》: □

三、临床术前检查项目

(一)口腔检查

1. 龋齿检查

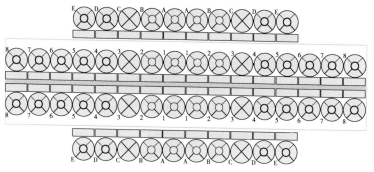

患龋牙数:

2. 是否存在外伤牙及其他状况。

3. 牙齿发育状况

釉质发育不全;　　　　　　　　畸形牙:

多生牙:　　　　　　　　　　　缺失牙:

反𬌗等咬合异常:

4. 初步判断全麻下所需治疗牙数:_____不治疗牙位:_____待定牙位:_____

5. 初步治疗建议

龋齿充填:□ 牙髓治疗:□ 窝沟封闭:□ 拔除:□ 间隙保

持:□ 术后涂氟:□

6. 特别提醒

需拔除牙位:_____需做金属预成冠牙位:_____是否需要做间隙保持器:_____

(二) X 线片检查

1. 应拍牙片牙位:———————┼———————

实际拍摄牙位:———————┼———————;未拍原因:

2. 其他　CT:□　　　　　　　全口曲面断层片:□

3. 术前胸片:□

(三) 其他术前检查事项

1. 血生化化验单:□

2. 会诊　正畸　　　修复　　　外科

3. 其他

四、术前检查医嘱

1. 交代初步治疗计划□

特别提示:

(1) 治疗牙数与初步检查可能存在出入,最终方案由主治医师术中决定□

(2) 需拔除牙齿□

(3) 间隙保持器等□

2. 确认交代费用　预估治疗费:_____;麻醉费:_____　□

3. 辅导家长阅读并确认《全身麻醉下牙齿治疗术前注意事项》□

4. 向家长预交代《全身麻醉下牙齿治疗术后注意事项》□

医师签名:

年　　月　　日

附录6　儿童全身麻醉下牙病治疗术前注意事项

1. 为保证患儿安全,接受全身麻醉治疗前请家长如实告知孩子有无慢性疾病,如哮喘、癫痫、高血压、先心病、食道裂孔疝和胃食道反流等疾病。哮喘、癫痫、心脏病和高血压等疾病术前应进行药物治疗,由经治内科医师综合评价,病情处于平稳期,可进行全身麻醉下牙病治疗。

2. 因为饱食或胃没有排空的患儿在实施麻醉时会发生呕吐或误吸,出现呼吸道梗阻、吸入性肺炎,甚至危及生命。接受全身麻醉的患儿应在治疗前禁食水(包括清水、奶、固体食物)8小时以上。全麻术前晚应吃易消化的食物。

3. 全麻术前应进行下列实验室检查:血常规、尿常规、肝肾功能和胸透或X线胸片检查。对需治疗的牙齿拍摄X线片(全口牙曲面体层片或牙片)。

4. 术前等待期间注意日常起居,尽量避免在术前患上呼吸道感染、腹泻等疾病,影响手术如期进行。

5. 治疗当日请给患儿穿着易于穿脱的宽松衣裤。

6. 术后患儿半清醒时需要家长搂抱或搀扶患儿,因此,离院时最好有两位成人陪伴。

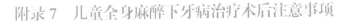

附录7　儿童全身麻醉下牙病治疗术后注意事项

1. 患儿在全身麻醉口腔治疗后需留院观察2小时以上,获得经治医师许可后方可离院。在复苏过程中患儿可能会有哭闹、狂躁等表现,绝大多数可以在一段时间后自然缓解。

2. 离院回家途中患儿应尽量保持坐卧位,不要就坐于汽车副驾等前排位置。到家后无恶心、呕吐等情况后可进流食,全身麻醉后的患儿应有专人看护至次日晨,其间尽量不要下床活动以免摔倒。

3. 全身麻醉需要进行气管插管,某些患儿在插管后可能出现鼻腔不适、声音嘶哑、咽喉部不适等表现,多数患儿可在数天内自行缓解,若局部有炎症需按医嘱服用抗生素。

4. 全麻下一次治疗全口患牙,多颗牙齿外形被修复后全口咬合关系会发生变化,患儿需逐渐适应新的咬合关系,在术后的头几天请给孩子稍软易咀嚼的食物。

5. 全麻术中有时需要注射局部麻醉药,术后患者可能会有局部软组织的麻木,请家长注意不要让孩子吸吮、咬抠局部软组织,避免创伤性溃疡。拔牙的患儿在治疗当日不要进食过热或其他刺激性食物,不要反复漱口,避免破坏拔牙窝血凝块,引发拔牙后出血,术后次日晨起刷牙漱口。

6. 全身麻醉下对牙齿治疗的方法与常规条件下治疗的方法没有差异,对那些牙体硬组织缺损大、根尖病变严重的患牙并不会因在全麻下治疗而显著改善疗效。深龋充填后可能会在一段时间内有冷热刺激不适,根管治疗的牙齿可能会有咬合痛、自发痛等表现,请根据医师术后医嘱进行相应处理。

7. 全身麻醉下的牙齿治疗是对已经出现龋坏,牙髓根尖病变的牙齿进行治疗,治疗本身并没有预防作用,应遵医嘱定期复查,并培养孩子良好的口腔卫生习惯,预防再发口腔疾病,这需要家长在日常生活中与孩子一起努力。

附录 8 儿童全身麻醉下牙病治疗患者离院标准

（总评分大于 9 分患者可离院）

	表现	分值
运动功能	能够按要求活动四肢和抬头	2
	能活动二个肢体,有限地抬头	1
	不能够按要求活动四肢或抬头	0
呼吸功能	能够深呼吸和自由的咳痰	2
	呼吸困难	1
	窒息	0
外科伤口出 / 渗血	无出 / 渗血	2
	轻微:不需要更换敷料	1
	有活动性出血	0
意识恢复程度	完全清醒	2
	嗜睡,但对刺激有反应	1
	无反应	0
脉搏氧饱和度	吸空气下 >92%	2
	辅助吸氧下 >92%	1
	辅助吸氧下 <92%	0

评分合计:＿＿＿＿＿＿分

医师签字: 患者法定监护人签字:

时间: 年   月   日

附　表

常用护理技术考核表

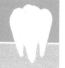

附表1　垫底用玻璃离子水门汀调拌技术考核标准

项目	总分	技术操作	分数	得分	扣分原因
仪表	5	仪表端庄,服装整洁	5		
操作前	10	评估环境和患者	2		
		洗手	3		
		戴口罩	1		
		备齐用物	2		
		铺清洁纸巾准备操作区域	1		
		放置合理	1		
操作过程	55	核对材料名称及有效期	4		
		将粉摇松散	2		
		取适量玻璃离子水门汀粉和液,比例合适	10		
		及时盖好瓶盖	2		
		调拌方法正确(分次加入)	12		
		粉液混合均匀无气泡、无颗粒、表面光亮	10		
		将材料收集完全	5		
		材料呈面团状,调板余少量粉	10		
操作后	10	清洁调刀	1		
		正确处理用物	2		
		物品放回原处	2		
		操作完毕工作台干净整洁	2		
		洗手	3		

项目	总分	技术操作	分数	得分	扣分原因
总体评价	20	操作动作协调敏捷	5		
		调配材料符合使用要求	5		
		材料取量合适无浪费	5		
		调拌过程中注意防止交叉感染	5		
总分	100				

附表 2　粘接用玻璃离子水门汀调拌技术考核标准

项目	总分	技术操作	分数	得分	扣分原因
仪表	5	仪表端庄,服装整洁	5		
操作前	10	评估环境和患者	2		
		洗手	3		
		戴口罩	1		
		备齐用物	2		
		铺清洁纸巾准备操作区域	1		
		放置合理	1		
操作过程	55	核对材料名称及有效期	4		
		将粉摇松散	2		
		取适量的玻璃离子水门汀粉和液,比例合适	10		
		及时盖好瓶盖	2		
		调拌方法正确(分两次加入)	12		
		粉液混合均匀无气泡、无颗粒、表面光亮	10		
		将材料收集完全	5		
		呈奶油状糊剂,调拌时间10~30 秒	10		
操作后	10	清洁调刀	1		
		正确处理用物	2		
		物品放回原处	2		
		操作完毕工作台干净整洁	2		
		洗手	3		
评价	20	操作动作协调敏捷	5		
		调配材料符合使用要求	5		
		材料取量合适无浪费	5		
		调拌过程中注意防止交叉感染	5		
总分	100				

附表3 充填用玻璃离子水门汀调拌技术考核标准

项目	总分	技术操作	分数	得分	扣分原因
仪表	4	服装整齐,仪表端庄	4		
操作前	11	评估	2		
		洗手,戴口罩	4		
		铺清洁纸巾准备操作区域	1		
		备齐用物,放置合理	4		
操作过程	55	核对材料名称及有效期	4		
		将粉摇松散	2		
		取适量的玻璃离子水门汀粉和液,比例合适(1平勺:2滴液)取液时垂直倒置	10		
		盖好瓶盖	3		
		调拌方法正确(分三等份,分次加入)	10		
		调拌时间不超过90秒	6		
		粉液混合均匀、无颗粒	10		
		将材料收集完全	5		
		材料呈面团状,无剩余粉	5		
操作后	10	调和板及调刀整洁	2		
		正确处理用物	1		
		物品放回原处	2		
		操作完毕工作台干净整洁	2		
		洗手	3		
总体评价	20	操作动作协调敏捷	5		
		调配材料符合使用要求	5		
		整个调拌过程不大于8分钟	5		
		调拌过程中注意防止交叉感染	5		
总分	100				

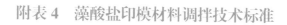

附表4 藻酸盐印模材料调拌技术标准

项目	总分	技术操作	分数	得分	扣分原因
仪表	5	仪表端庄,服装整洁	5		
操作前	10	评估患者和环境	2		
		洗手	3		
		戴口罩	1		
		备齐用物	2		
		铺清洁纸巾准备操作区域	1		
		放置合理	1		
操作过程	55	核对材料名称及有效期	4		
		将印模粉弄松散	2		
		取适量的印模粉和液,水、印模粉比例合适	10		
		盖好印模粉和调和水的盖	3		
		调拌方法正确(调刀和调碗平面接触,用力调研)	10		
		调拌时间符合材料说明要求(30秒)	6		
		调好的印膜材料均匀细致,反复挤压排气	10		
		收集材料	5		
		材料形成团状,上托盘方法正确	5		
操作后	10	清洁调刀	1		
		正确处理用物	2		
		物品放回原处	2		
		操作完毕工作台干净整洁	2		
		洗手	3		

续表

项目	总分	技术操作	分数	得分	扣分原因
总体评价	20	操作动作协调敏捷	5		
		调配材料符合使用要求	5		
		材料取量合适无浪费	5		
		调拌过程中注意防止交叉感染	5		
总分	100